GULLIVER

907

W0388568

Heike Brandt

WIE EIN VOGEL IM KÄFIG

Roman

EIN **GULLIVER** VON **BELTZ & GELBERG**

Ebenfalls lieferbar:
»Wie ein Vogel im Käfig« im Unterricht in der Reihe
Lesen – Verstehen – Lernen
ISBN 978-3-407-62684-4
Beltz Medien Service, Postfach 10 05 65, 69445 Weinheim
Kostenloser Download unter www.beltz.de/lehrer

Für Kolja

MIX
Papier aus verantwortungsvollen Quellen
FSC® C008492
www.fsc.org

www.gulliver-welten.de
Gulliver 907
© 1992, 2003 Beltz & Gelberg
in der Verlagsgruppe Beltz • Weinheim Basel
Alle Rechte vorbehalten
Lektorat: Susanne Härtel
Neue Rechtschreibung
Markenkonzept: Groothuis, Lohfert, Consorten, Hamburg
Einbandgestaltung: Max Bartholl
Einbandbild: Image Bank/de Lossy
Gesamtherstellung: Beltz Druckpartner GmbH & Co. KG, Hemsbach
Printed in Germany
ISBN 978-3-407-78907-5
4 5 6 7 15 14 13 12

1

»Eh, Rebecca, weißt du eigentlich, dass du genauso aussiehst wie deine Mutter?«, sagt Petra zu mir und stellt sich neben mich vor den Spiegel – den letzten auf diesem Schulklo, und auch von dem ist schon eine Ecke abgebrochen. Aber unsere beiden Gesichter passen noch nebeneinander drauf.

»Guck mal, hier, da ist auch schon eine kleine Falte, wo bei deiner Mutter die tiefe Furche ist.«

Stimmt. Und die Augenbraue darunter kann ich hochziehen, nur die eine, so wie sie. Sieht stark aus. Bedeutsam.

»Mach nach«, sag ich zu Petra. Die verdreht die Augen, kneift eins zu, kaspert mit ihren Gesichtsmuskeln herum, aber nichts da – beide Augenbrauen oder keine.

»Dafür kann ich den Daumen nach hinten biegen, und du nicht, ätsch!« Petra grinst mich auffordernd an.

Früher, als wir noch in der Grundschule waren, haben wir diese Spielchen ewig getrieben: Ich kann mit der Zunge an die Nasenspitze – ich kann mit den Ohren wackeln – ich am kleinen Zeh nuckeln. Dabei haben wir uns kringelig gelacht.

»Findste das schlimm, dass ich wie Ruth aussehe?«, frage ich und betrachte mein Gesicht gründlich im Spiegel. Ohne Frage – der gleiche runde Kopf, das Gesicht ein bisschen platt, die Backenknochen breit, das Kinn unverhofft spitz. Wenn man von den strubbeligen Haaren und den Ohrringen absieht und ein paar Jahre drauflegt … Aber meine Augenbrauen sind anders, dunkler, und ich zupfe sie glatt, während die von Ruth vor sich hin wuchern und über die Augen hängen, elegant wie Farn, finde ich. »Ich bin wie ich bin, sagt sie, ich male nicht an mir herum, ich glätte und ich zupfe nicht.« Ist schon in Ordnung, mir gefällt sie so. Und solange ich mit meinem Gesicht machen kann, was ich will …

Petra zieht ihre Haarbürste aus der Tasche und kämmt ihre dunklen Haare nach hinten. »Quatsch doch nicht«, sagt sie. »Ich finde, du siehst gut aus. Wenigstens ist deine Nase nicht so groß wie meine.«

»Ach, du spinnst ja! Wieso ist denn deine Nase plötzlich zu groß? Meinste, die ist gewachsen?«

»Außerdem hab ich hier 'n Pickel.« Schon spitzt sie die beiden Zeigefinger, um das Ding auszudrücken. Ich gucke schnell zur Seite.

»Komisch, dass Fabian überhaupt nicht aussieht wie einer von uns«, sage ich zur Wand, weil ich die Pickelausquetscherei nicht ausstehen kann. »Nicht wie Ruth oder ich, aber auch nicht wie unser Vater.«

»Nee? Ich dachte immer, der müsste ihm ähnlich sein, so 'n dunkler Typ, so was Südländisches.«

»Mein Vater? Südländischer Typ! Dass ich nicht lache! Sommersprossen hat der und rötlich blond ist er, so 'n bisschen wie meine Haare. Nee, wo der Fabian die dunklen Haare her hat und die grünen Augen ... Früher hat Ruth mal Findelkind zu ihm gesagt. Da hat er geweint. Aber heute ist er ganz froh darüber. Wenn diese dämlichen Tussis aus der Verwandtschaft aufkreuzen und mir immer erzählen, ich bin meiner Mutter wie aus dem Gesicht geschnitten, echt, da könnte ich ausrasten!«

»Ist schon komisch, das mit der Ähnlichkeit. Ob das auch innen so ist? Ich meine, Charakter und so. Erbt man das auch?«

Ich zucke die Achseln. »Weiß nicht.«

»Und wenn, was ist dann von einem selber? Na ja, äußerlich bin ich jedenfalls mehr gemischt, glaub ich«, meint Petra und betrachtet sich im Spiegel. Der Pickel ist raus, ich kann wieder hingucken. Nur noch 'ne rote Stelle. Auch nicht schöner.

In dem Moment knallt die Klotür auf. Biggi stürmt herein, mit ihr noch zwei Mädchen. »Eh, hat mal eine 'ne Kippe? Meine Lunge pfeift!«, tönt sie. Die beiden anderen Mädchen stellen sich vor den Spiegel und kämmen sich.

Petra zieht eine Zigarettenschachtel aus der Tasche und hält sie Biggi hin. »Hier, bedien dich.«

»Komm«, sage ich zu Petra und greife nach meiner Tasche mit den Schulsachen. Mir ist die Qualmerei auf dem Klo zu blöd. Außerdem streicht dauernd der Rockford rum, der Herr Mathematiklehrer Seifert, der eine Art persönlichen Feldzug gegen rauchende Schüler führt. Er ist neu an der Schule, die meisten anderen Lehrer haben längst aufgegeben.

Zehn Schritte weiter ist das Jungsklo. Laute Stimmen, die Tür steht auf. Rockford hat wieder mal einen am Wickel, Christian aus dem neunten Jahrgang. Er ist sitzen geblieben, im vorigen Jahr war er noch in unserer Kerngruppe.

»So eine Unverfrorenheit! Du stinkst aus allen Knopflöchern nach Qualm und willst mir erzählen, du hast nicht geraucht!«

»Na und? Sehen Sie vielleicht 'ne Zigarette? Sie müssen mir erst mal beweisen, dass ich geraucht habe!«

»Sag mal, bist du von allen guten Geistern verlassen? Bläst mir noch fast den Rauch ins Gesicht und spielst den Unschuldigen!«

»Solange Sie mir nix beweisen können, habe ich auch nicht geraucht. So einfach ist das!« Christian grinst unverschämt, siegessicher.

»So einfach ist das nicht, Bürschchen! Los, gib zu, dass du geraucht hast! He, und ihr anderen, ihr habt natürlich nichts gesehen, was?«

»Nö, was denn?« – »Wieso, hier war nichts!«

Rockford packt Christian an der Jacke und zerrt ihn raus in den Flur.

»He, he, langsam, fassen Sie mich nicht an!«

»Ich werd dir was! Los, zeig deine Taschen. Wo sind

die Zigaretten?« Ich habe das Gefühl, der Herr Lehrer verliert langsam die Nerven.

Mit einer schnellen Bewegung wischt Christian die Hände des Lehrers von sich und will weggehen, den anderen Jungs hinterher, die sich langsam verkrümeln. Da packt ihn Rockford mit beiden Händen am Hals, schüttelt ihn und brüllt: »Jetzt hör mir mal zu!«

»Lass mich los, du Arschloch!«, schreit Christian wütend.

In dem Moment sehe ich, wie mein Bruder Fabian und sein Freund Halef den Gang langkommen. Muss ein komisches Bild sein – der Schüler an die Wand gedrückt, der Lehrer die Hände im Würgegriff um dessen Hals.

Fabian beschleunigt seine Schritte, packt den Lehrer am Arm und sagt: »Wollen Sie ihn umbringen, oder was!«

Voller Wut dreht sich Rockford um. Es scheint fast, als wollte er sich auf Fabian stürzen.

Halef zieht Fabian vorsichtshalber ein Stück zurück. »Halt dich da raus, Mann!«

Und schon hat sich Rockford wieder gefangen. Nur sein Gesicht, das eben noch rot vor Zorn war, ist etwas blässlich.

»Name, Kerngruppe!«, herrscht er Christian an, der wie angewurzelt an der Wand steht und automatisch antwortet: »Christian Schreiber, Kerngruppe neun zwei.«

»Du wirst von mir hören. Arschloch sagt man nicht

ungestraft zu einem Lehrer. Das gibt mindestens drei Tage Verweis.«

»Aber Lehrer dürfen Schüler würgen, oder wie?« Wenn doch Fabian bloß sein Maul halten würde. Aber Rockford würdigt ihn keines Blickes und stapft davon.

»Was ist denn in den gefahren?«, fragt mich Fabian. Halef nickt mir und Petra kurz zu.

»Ist doch immer dasselbe mit dem.« Ich zucke die Achseln. Um Christian brauchen wir uns keine Sorgen zu machen. Wenn dessen Mutter in der Schule auftaucht, wackeln die Wände. Das weiß der Rockford bloß nicht. Erstaunlich, dass Christian überhaupt sitzen geblieben ist. Aber Noten sollen ja angeblich objektiv sein.

Es klingelt. Wir werden zum Unterricht gebeten. Viel zu schrill, finde ich.

Die Schule nervt. Ich kann mir nicht helfen, ich fühle mich da fehl am Platz. Den ganzen Tag lang in dieser grässlichen Anstalt. Und immer ist was los, es quirlt und kreischt und tobt und schubst, ständig habe ich das Gefühl, auf der Hut sein zu müssen. Und dieser Klatsch! In aller Breite wird durchgekaut, wer mit wem geht, wer der süßeste Knabe ist und wer der größte Kotzbrocken und wer vielleicht schon mal mit wem … Klar, nicht alle sind so, vor allem Petra nicht. Die ist eher ruhig. Manchmal sitzen wir bei mir zu Hause stundenlang zusammen, hören Musik und sagen gar nichts. Obwohl ich eigentlich ganz gerne rede, aber mit Petra kann ich gut still sein.

Petras Eltern haben eine Kneipe, die Wohnung hängt direkt daran und da ist immer Trubel. Deshalb gehen wir meist zu mir. Früher fand ich die Kneipe sehr spannend. Der Wollank, Petras Vater, ließ mich manchmal Bier zapfen und ich durfte mir ein Solei aus dem großen Glas fischen. Aber jetzt ist aus dem Spiel Ernst geworden, für Petra jedenfalls. Sie muss oft mitarbeiten, weil Tante Hertha nicht mehr aushilft. Die ist inzwischen einfach zu alt. Deshalb kann Petra nicht mehr so oft zu mir kommen. Außerdem – seit Petra älter geworden ist, achtet ihr Vater sowieso mehr darauf, wohin sie geht und wann sie nach Hause kommt. Ein Mädchen in diesem Alter und in dieser Gegend – da kann man nicht vorsichtig genug sein. Glücklicherweise denkt meine Mutter da anders. Ich muss nur Bescheid sagen, wohin ich gehe und wann ich wiederkomme. Oder anrufen, wenn es später wird. Damit kann ich gut leben.

Als ich nach Hause komme, sitzen Fabian und Halef in der Küche und trinken Tee.

»Sind das türkische Haselnüsse?«, fragt Fabian.

»Klar, was denkst denn du? Die sind gut!«

»Und strahlend!«

»Was?«

»Strahlend. Radioaktiv. Jede Menge Becquerel.«

»Ach, ist doch Quatsch. Das ist doch schon ewig her.«

»Eben. Das Zeug hält sich ewig.«

»Und woher weißt du das?«

»Aus der Zeitung. ›Bleibende Werte‹ heißt die Spalte. Morgen vor zwei Jahren hat's gekracht in Tschernobyl. Und wir haben immer noch was davon.«

»Soll ich erst Zeitung lesen, bevor ich was esse?«

»Willst du Krebs, oder was? Ich ess jedenfalls keine Haselnüsse aus der Türkei. Und Pilze auch nicht – außer Champignons.«

Komisch. Sonst sagt Brüderchen Fabian immer, wir werden sowieso nicht alt. Noch bevor wir dreißig sind, knallt's.

»Und was ist mit Kürbiskernen?«, fragt Halef und legt eine zweite Tüte auf den Tisch. »Wie viel Becquerel haben die?«

»Keine Ahnung. Aber die ess ich. Her damit.«

Halef schüttet die Kürbiskerne auf den Teller neben die Haselnüsse. Fabian steckt einen Kern in den Mund, knackt ihn mit den Schneidezähnen, kaut und legt die leere Schale in den Aschenbecher.

Halef ist oft bei uns und Fabian geht oft zu ihm. Seit ein paar Jahren sind sie Freunde, haben es auch beide nach der Zehnten geschafft, in die Oberstufe zu kommen. Also – bei Halef kann man schon sagen, geschafft. Nicht wegen der nötigen Punktzahl – die hatte er glatt –, sondern weil sein Vater nichts von der Schule wissen wollte. Der Junge soll Geld verdienen, damit sie in der Türkei ihr Fuhrgeschäft aufmachen können, oder er soll was Nützliches lernen. Halefs Traum vom Häuserbauen hält er für verrückt – Architekt will Halef werden. Und wenn er nicht weiter zur Schule gehen darf, dann macht er eben eine Maurerlehre. Da ist sein Vater bald ausgerastet. Auf den Bau, hat er gesagt, das kommt überhaupt nicht in Frage. Das ist kein anständiger Beruf. Zement schleppen kann schließlich jeder Idiot. Dann lieber gleich in die Fabrik, da gibt's ordentlichen Lohn, und zwar von Anfang an. Doch Halefs Mutter und seine beiden älteren Brüder haben Halef unterstützt – jedenfalls darf er weiter zur Schule gehen.

Fabian dagegen hatte überhaupt keinen Bock, auch noch einen Tag länger diese Paukerei zu ertragen. Drucker wollte er werden, unbedingt. So ein Blödsinn, hatte Ruth gesagt, das ist doch ein Beruf ohne Zukunft. Was hat denn heutzutage schon Zukunft, hatte Fabian gefragt. Sein Berufspraktikum hat er in einer Druckerei gemacht – und war total happy. Aber dann, nach einer Woche oder so, bekam er einen juckenden Hautausschlag – Allergie gegen Druckerfarben. Aus der Traum! Das abrupte Ende einer atemberaubenden Karriere, hatte Fabian gewitzelt. Aber das war ihm doch mächtig an die Nieren gegangen. Also gehst du weiter zur Schule, hat Ruth entschieden. Mit sechzehn rumhängen und nichts tun, ist nicht drin. Inzwischen will Fabian Grafiker werden, obwohl er genau weiß, dass das verdammt schwer ist. Eine Eins in Kunst heißt nicht viel. Und später Werbeanzeigen entwerfen? Na ja, seine Sache.

Mir steht der ganze Entscheidungskram noch bevor. Bin inzwischen in der Zehnten – aber was dann? Ich weiß ja nicht mal, was ich in zwei Wochen will. Oder morgen. Ich bin ein Allroundtalent. So rund, dass ich den Anfang nicht finde. Wo, bitte schön, liegt meine Begabung?

Dass Halef und Fabian so gute Freunde sind, hängt vielleicht auch mit jenem Abend vor zwei Jahren zusammen.

Es war schon nach zehn, als es klingelte. Ich lag im Bett und las. (Das ist ein Talent von mir. Lesen kann ich gut und ausdauernd – bloß, wer bezahlt mir das?) Wer mochte das so spät noch sein? Ich stand auf, machte die Zimmertür einen Spaltbreit auf. Ruth und Fabian waren beide zur Tür gegangen.

Draußen stand Halef, schnaufend, war wohl die vier Treppen hoch gerannt. Er schaute Fabian an, dann Ruth. »Kann ich reinkommen?«

»Klar. Was ist denn? Ist was passiert?«, fragte Fabian und ließ Halef an sich vorbei.

Halef lehnte sich mit dem Rücken an den Rahmen der Küchentür. »Kann ich heute Nacht hier bleiben?«, fragte er tonlos. Er rutschte mit dem Rücken am Türrahmen hinunter in die Hocke, barg seinen Kopf in den Händen.

»He, Halef, was ist denn?«, fragte Fabian.

»Ich geh nicht mehr nach Hause, nie wieder zu diesem Schwein! Der kann mir mal!«

Ruth schob Fabian zur Seite, legte Halef die Hand auf

die Schulter und sagte ruhig: »Natürlich kannst du hier bleiben, bei Fabian im Zimmer ist Platz.«

Halef blickte zu ihr hoch. »Danke«, sagte er. Hatte er Tränen in den Augen?

Fabian ging an Halef vorbei in die Küche und stellte den Wasserkessel aufs Feuer. »Komm, trinken wir erst mal Tee.«

Halef setzte sich an den Küchentisch. Erst sagte er lange Zeit gar nichts. Er schluckte, schniefte, putzte sich die Nase, atmete tief. Dann schüttete er sich drei Löffel Zucker in die Tasse. Sehen konnte ich das vom Flur aus nicht, aber ich hörte es. Denn sonst war alles ganz still. Fabian und Ruth trinken den Tee ohne Zucker. Ich blieb im Flur stehen. So im Hemd wollte ich nicht in die Küche gehen.

Nach einer Weile fing Halef an zu erzählen. Stockend erst, dann heftig, bitter. Seine Eltern hatten sich gestritten. Ich weiß nicht mehr, worum es gegangen ist, jedenfalls war Halefs Vater schließlich so wütend geworden, dass er Halefs Mutter schlug. Er hatte den Arm gehoben und ihr seine Hand ins Gesicht geknallt. Gegen das Toben und Schimpfen war Halef nicht angekommen, aber schlagen durfte der Mann seine Mutter nicht. Halef war dazwischengegangen und hatte sich schützend vor seine Mutter gestellt. Doch sein Vater hatte ihn zur Seite geschoben und Halef war auf den Boden gestürzt und hatte ohnmächtig zusehen müssen, wie sein Vater die Mutter, die weinend auf dem Sofa lag, immer weiter schlug. »Warte, bis ich groß bin!«, hatte Halef seinem Vater zugeschrien und war aus der Wohnung gerannt. Erst auf der Straße hatte er angefangen zu überlegen, wo er hin könnte. Zu seinen Verwandten im Haus wollte er nicht. Dort würden sie ihn zuerst suchen. Da fiel ihm Fabian ein, bei dem er schon ein paar Mal gewesen war.

Ich drückte leise die Klinke hinunter und schloss meine Zimmertür. Halef hatte geweint. Wie seine Augen geglitzert hatten! Und Ruth hatte mal wieder einen ihrer typischen Kommentare ablassen müssen. Ist ja meist nicht verkehrt, was sie so von sich gibt. Aber immer so aufdringlich. Ich habe mich inzwischen daran gewöhnt, aber wenn sie mit Fremden so redet – ich weiß nicht, dann ist mir das peinlich. Ich glaube, Fabian sieht das ähnlich. »Halef«, hatte sie gesagt. »Ich hoffe nur, du wirst dir merken, wie du dich jetzt fühlst. Damit du dich daran erinnerst, wenn du selber ein Mann bist.«

Halef hatte darauf nichts geantwortet. Fabian blieb auch still. Dann hatte Halef Fabian um einen Wecker gebeten. Er wollte um vier Uhr aufstehen. Es war Ramadan, Fastenzeit, und er wollte beten und essen, bevor die Sonne aufging. Seine Mutter war fromm. Ihr zuliebe wollte er es tun. Aber er hatte es wohl doch nicht geschafft, denn er frühstückte ganz normal mit uns. Mich grinste er etwas verlegen an. Fabian erklärte nur kurz, Halef sei abends gekommen, weil es zu Hause Krach gegeben habe.

»Und – gehst du jetzt wieder nach Hause?«, hatte ich Halef gefragt.

»Weiß nicht. Muss erst meine Mutter auf Arbeit anrufen. In der großen Pause mach ich das.«

Am Abend war er nicht wiedergekommen. Also war zu Hause alles wieder im Lot. Jedenfalls so, dass er bleiben konnte. Ich habe Halef nie erzählt, dass ich damals alles mitgehört habe. Obwohl ich gerne wissen würde, ob er immer noch so zornig auf seinen Vater ist. Auch mit Fabian habe ich mich nie darüber unterhalten, dabei kann ich manchmal ganz gut mit ihm reden. Dann bin ich nicht bloß die »kleine« Schwester, wie Fabian sagt, die jüngere, wie ich sage. Sind ja nur eineinhalb Jahre dazwischen. Als ob Alter ein Verdienst wäre. Große Brüder sind allenfalls auf dem Schulhof eine Hilfe, so war's jedenfalls bei den anderen in der Grundschule. Wenn zum Beispiel die türkischen Kinder was abkriegten, dann tauchte garantiert der große Bruder auf oder die große Schwester. Und so was spricht sich schnell rum. Bloß Fabian mochte sich nie einmischen. Und prügeln tat der sich schon gar nicht. Ich musste mich alleine wehren. Fabian ist ein eher ruhiger Typ – außer, wenn er wütend ist. Aber da muss ihm schon was mächtig gegen den Strich gehen, so wie heute in der Schule, als der Rockford den Christian gewürgt hat. Sonst muss Fabian jede Entscheidung gründlich überdenken, und zwar still für sich. Ich bin da anders. Ich denke beim Sprechen. Wenn ich mit jemandem diskutiere oder mich rumstreite oder was zu erklären versuche, dann bin ich manchmal selber erstaunt, was mir so einfällt.

Deshalb sollte ich lieber die Klappe halten, wenn ich mich jetzt zu den beiden an den Tisch setze, sonst verplappere ich mich noch. Denn ich bin nicht nur in die Küche gekommen, weil ich Tee wollte. Eigentlich geht's mir um Halef. Ich mag ihn. Wenn ich seine runden, kohlschwarzen, leicht schräg stehenden Augen sehe, muss ich immer daran denken, wie die Tränen darin geglitzert haben. So traurig habe ich ihn seitdem nie wieder erlebt. Ernst schon. Ernst ist er oft. Vor allem, wenn er mit Ruth redet. Vor Jahren hat er sie zum Beispiel gefragt, warum Deutsche über Frauen mit Kopftuch lachen. Er findet seine Mutter schön mit Kopftuch. Das passt zu ihrem Gesicht. Und wenn diese blöden deutschen Jugendlichen hinter ihr hergehen und kichern und »Kopftuchtante« rufen, dann würde er sie am liebsten alle zusammenschlagen. Kann denn nicht jeder Mensch rumlaufen, wie er will?

Ich bin mir allerdings nicht so ganz sicher, ob Halef nur seine Mutter mit Kopftuch schön findet oder ob er grundsätzlich meint, Frauen sollten ihre Haare vor fremden Männern verbergen, um sie nicht aufzureizen. So jedenfalls verlangen es die strenggläubigen Moslems. Sehr religiös ist er nicht, aber wie tief steckt er in der Tradition seiner Leute?

Halef kann auch sehr witzig sein. Dann funkeln seine

Augen. Und wenn er lacht, gluckst es aus seinem Bauch heraus.

Also, ich mag Halef – doch ich habe keine Ahnung, was er von mir hält. Könnte ja sein, dass ich für ihn einfach nur Fabians kleine Schwester bin, die mit den struppigen Haaren und den flippigen Ohrringen – oder womöglich eines dieser deutschen Mädchen, die sich »unehrenhaft« verhalten. Aber dass er in solchen Kategorien denkt, kann ich mir einfach nicht vorstellen – so wie ich ihn kenne.

Eigentlich bin ich ja nicht auf den Mund gefallen. Im vorigen Jahr, da habe ich Michael, den Schlagzeuger unserer Schulband, auf einer Fete beim Tanzen einfach gefragt, ob er mit mir gehen will. Und er wollte. Das war dann ganz einfach. So machen das die meisten. Und wenn Schluss ist, wird eben Schluss gemacht. Manchmal aber beschleicht mich so ein dummes Gefühl, dass viele das nur machen – also mit jemandem gehen, meine ich –, um einen oder eine vorzeigen zu können. Mich wundern auch diese Telefonanrufe bei uns. Ich geh ran, hör bloß ein Kichern und dann wird aufgelegt oder eine Mädchenstimme fragt, ob Fabian da ist, er geht ran und schon nach ein paar Sekunden knallt er den Hörer auf die Gabel. »Blöde Tanten«, knurrt er dann. »Ich möchte bloß mal wissen, wie die sich das vorstellen. Sehen mich von ferne auf dem Schulhof und sind auf der Stelle heiß verliebt!«

Lächerlich machen will ich mich nicht. Aber von ferne

anhimmeln ist mindestens genauso blöd. Also nehme ich mir eine Tasse aus dem Schrank und setze mich zu den beiden an den Küchentisch.

»Kann ich 'ne Zigarette haben?«, frage ich Halef. Die Gelegenheit ist günstig. Zu Hause kann ich nur rauchen, wenn Besuch da ist. Ruths empfindliche Nase und ihr scharfer Blick zwingen mich, in der Wohnung vorsichtig zu sein. Richtig verboten hat sie mir das Rauchen nicht, aber es ist mir peinlich, wenn sie es merkt. Weil ich ja genau weiß, wie Recht sie hat. Fabian raucht nicht, natürlich nicht. Dazu ist er viel zu vernünftig.

»Klar, hier.« Halef schiebt mir die Schachtel samt Feuerzeug rüber. Bei Feuerzeug fällt mir ein: Einmal war Halef bei uns, Zigaretten und Feuerzeug lagen auf dem Tisch, als Ruth dazukam. Halef meinte wohl, sie hätte irgendwie scharf auf das Feuerzeug geguckt, jedenfalls murmelte er leise: »Das ist von meinem Vater«, und wollte es einstecken. Da schnappte sich Ruth das Feuerzeug und entdeckte eine nackte Frau darauf. Ohne zu zögern, warf sie das Ding in den Müll und sagte: »So was kommt mir nicht ins Haus.« Halef schluckte und sagte: »Tut mir Leid.« Der hat einen Heidenrespekt vor Ruth.

»Glaubst du wirklich, das hat Sinn, wenn du immer noch Becquerel zählst?«, fragt Halef Fabian.

»Ach, ich weiß nicht. Inzwischen ist das ja sowieso überall verteilt. Wir haben alle unseren Teil abgekriegt. Aber andererseits … Guck mal, das ist doch eine ganz einfache Rechnung. Je mehr du dich belastest, desto größer wird das Risiko. Na ja, und wenn ich ein bisschen aufpasse, dann wird das Risiko vielleicht kleiner …«

»Aber da wirst du doch verrückt, Mensch. Dies nicht essen, das nicht essen. Und wenn du mal irgendwo eingeladen bist?«

»Wieso? Du isst doch auch kein Schweinefleisch, selbst wenn du irgendwo eingeladen bist, oder?«

»Das ist doch was ganz Anderes.«

»Aber was nützt dir das, Fabian«, sage ich, »wenn du das ganz alleine machst. Nachher sind wir alle tot und nur du bleibst übrig, weil du so gesund lebst.«

»Genau! Fabian bleibt übrig und beherrscht allein die Welt«, lacht Halef.

»Und dann schalte ich schnell alle Atomkraftwerke ab, damit ich noch länger lebe«, meint Fabian.

»Ach, hör doch auf mit dem ganzen Atomscheiß. Ich kann's nicht mehr hören. Wenn ich das zu Ende denke …« Ich habe genug von der Debatte.

»Augen zu und durch, wie?«, spottet Fabian. »Vor den Strahlen sind wir alle gleich. Gleiches Recht für alle. Ob reich oder arm, Türke oder Deutscher, Mann oder Frau, Chef oder Arbeiter – erst die Atomindustrie schafft wirklich die gleichen Chancen für alle. So musst du das mal sehen. Das ist zutiefst demokratisch.«

Nach dem Unfall von Tschernobyl hat sich Fabian verändert. Er ist bitter, manchmal richtig zynisch. Er schwankt hin und her, mal engagiert er sich, rennt auf jede Veranstaltung, lässt keine Gelegenheit aus, über den Wahnsinn von Atomenergie zu diskutieren, dann weicht er plötzlich zurück ins andere Extrem, schweigt, meidet das Thema, bleibt zu Hause. Aber in der Zeitung verfolgt er alles nach wie vor mit seiner typischen Gründlichkeit.

Natürlich war die Sache mit Tschernobyl an keinem von uns vorübergegangen. Ich kann mich noch wie heute daran erinnern, wie wir die Regenjacken unter der Dusche abgespült haben und die Schuhe vor der Wohnungstür ließen. Ruth hatte schwer darauf geachtet, dass wir so wenig wie möglich von dem strahlenbelasteten Zeug aßen. Keine Milch, kein Joghurt, kein Frischkäse, kein Spinat, keine Petersilie, kein Salat. Im Juni verzichtete sie sogar auf ihren heiß geliebten Spargel. Aber im Laufe der Zeit hatten sich die Werte verändert. Das Jod war weitgehend verschwunden, dann zählte Cäsium, nach und nach wurde die ganze Nahrungskette in Mitleidenschaft gezogen. Politiker und Wissenschaftler beschwichtigten, rechneten vor, dass die allgemeine Belastung nur unwesentlich höher als zuvor gewesen sei. Unser Bio-Lehrer erzählte genau das Gegenteil. Ich wusste überhaupt nicht mehr, woran ich mich halten sollte. Schaltete am liebsten ab. Das war alles so gigantisch. Selbst wenn sie in der Bundesrepublik die Dinger einmotten – in den Ländern um uns herum würde es immer noch lustig weiter tickern. Eine satte Zeitbombe.

Ich bin nicht hysterisch. Auch nicht besonders ängstlich. Aber die Alpträume sind doch keine reine Phantasie. Möglich ist das ja doch. Vor Tschernobyl hat kaum jemand vom Super-GAU geredet, oder? Höchstens diese Öko-Spinner, diese ewigen Nein-Sager, wie's in der BZ immer heißt. Ruths *Atomkraft-Nein Danke*-Button hatte noch in der Kommodenschublade im Flur gelegen. Von früheren Demonstrationen. Uns hatte sie immer mitgenommen, als wir kleiner waren. Auf jede Demo. Damit ihr Bescheid wisst, wenn ihr groß seid, hatte sie gesagt. Aber was nützt mir das jetzt, frage ich mich. Was kann ich denn machen? Früher habe ich immer geglaubt, was Ruth uns erzählt hat: Wenn wir ganz viele sind und doll zusammenhalten, dann schaffen wir's. Ja, wir können vielleicht zusammen die dicke Rübe aus der Erde ziehen, mit Hauruck, aber sonst?

»Geht ihr am Sonnabend auch aufs Schulfest?«, frage ich.

»Schulfest? Nee, bei Stephan ist 'ne Fete. Er wird achtzehn. Mündiger Bürger. Dann darf er am Wahltag seine Stimme abgeben – weg ist sie und er kann vier Jahre lang den Mund halten«, meint Fabian. »Das bleibt dir erspart, Halef.«

Der ist aber heute drauf.

»Kannst ja mitkommen, Rebecca«, sagt Halef. Er sieht mich kurz an, dann trinkt er mit einem Schluck seinen Tee aus.

»Aber … Na ja, warum eigentlich nicht«, sagt Fabian.

»Mal sehen, was sonst so läuft.« Ich stehe auf und stelle meine Teetasse in die Spüle. Mein Herz klopft ungehörig heftig. Hat Halef mich tatsächlich gefragt, ob ich mitkommen will? Hat das irgendwas zu bedeuten? Oder war das nur ein Spruch, reine Höflichkeit? Heute ist ja erst Montag. Bis Sonnabend habe ich noch fünf Tage Zeit.

2

Jeden Morgen um zwanzig vor acht muss ich aus dem Haus. Außer sonnabends und sonntags. Aber fünfmal in der Woche ist so gut wie jeden Morgen. Immer derselbe Weg. Fünf Minuten bis zur U-Bahn, drei Stationen, drei Minuten bis zum Schuleingang, noch mal drei bis zur Klasse – je nachdem, in welchen Raum ich muss. Jeden Tag dasselbe. Die Geschäfte in der Straße kann ich auswendig hintereinander aufsagen. Lediglich die Überschriften am Zeitungskiosk ändern sich, auch die Auslagen im Gemüseladen. Aber sonst ist immer alles gleich.

Wenn ich aus dem Haus trete, schlägt mir der Autolärm entgegen. Endlose Kolonnen einzelner Figuren, umgeben von ein paar Quadratmetern Blech. Ich kann mir nicht vorstellen, dass es angenehmer ist, dort drin zu sitzen, als U-Bahn zu fahren. Andererseits können die Radio hören – das macht die Staus vielleicht erträglicher. Neulich habe ich mal gehört, wie einer den Autofahrern einen Tipp für die richtige Sicht der Dinge gegeben hat: Du stehst nicht im Stau, du bist der Stau.

Wenn ich die Radfahrer sehe, die sich todesmutig durchs Getümmel schlängeln, dann find ich's schon nicht mehr so schlimm, dass sie mir mein Rad geklaut haben – insgesamt übrigens das dritte! Fabian fährt immer mit dem Rad zur Schule, Sommer wie Winter. Allerdings entgeht ihm dabei das tägliche U-Bahn-Programm. Denn eines muss man der U-Bahn schon lassen: Sie hat immer was zu bieten. Da sind nicht nur die Massen von verpennten Gesichtern hinter BILD und BZ und ab und zu mal einer TAZ oder Frankfurter Rundschau, o nein. Das Größte war mal ein Geigenkonzert. Ich schwöre, ein Geigenkonzert am frühen Morgen, gespielt von einer Frau und einem Mann, beide in leicht verschlissenen Fräcken. Die Leute ließen tatsächlich ihre Morgenlektüre sinken und lauschten ergriffen. Wilde Töne waren das, die die beiden da aus ihren Instrumenten holten. Ein Typ meinte trocken: »Zigeunermusik, so was hätte man früher ...« Aber er kam gar nicht dazu, seinen Spruch loszuwerden, weil ihm nämlich eine junge Frau mit einem Kind auf dem Arm dazwischenfuhr und genauso trocken sagte: »Halt's Maul, Alter.« Da nahm er seine BZ wieder vor die Nase und brummelte nur noch leise vor sich hin.

Immer wieder spannend sind auch die Auftritte der Herren in den blauen Jacken, Contis oder auch Kontrolettis genannt: »Die Fahrscheine, bitte!« Und dann heißt es Farbe bekennen. Ich habe ja eine Monatskarte, also kann ich der Sache relativ gefasst ins Auge sehen. Aber es hat doch schon was Bedrohliches, wenn die so in Rudeln von fünf oder sechs Figuren einsteigen, militärisch die Ausgänge sichern und sich die Leute dann einzeln vornehmen. Selten, dass jemand Witze macht, es herrscht eher eine verbiesterte, verärgerte Stimmung. Trotzdem sagt keiner was, wenn – was oft geschieht – so ein braunhäutiger Typ, vermutlich ein Flüchtling, aussteigen muss, weil er keinen Fahrschein vorzeigen kann, möglicherweise noch nicht mal richtig versteht, was die Uniformierten von ihm wollen. Ich trau mich auch nicht, was zu sagen. Höchstens die Punks legen sich mal mit den Contis an. Manche wühlen stundenlang in ihren Taschen, als hätten sie keinen Fahrschein. Und wenn sie ihn dann endlich gefunden haben, ist die Bahn an der nächsten Station und jemand ohne Fahrschein kann rausspringen. Was auch nicht ganz ungefährlich ist, denn draußen lauern oft genug andere Uniformierte – die in Grün, unsere Freunde und Helfer.

Eine Szene habe ich mal erlebt, die war echt abgefahren: Die Contis polterten ins Abteil, verteilten sich und tönten: »Die Fahrscheine, bitte.« Die Reihe mir gegenüber war dran, ein Typ blieb stur hinter seiner Zeitung, und als der Conti zu ihm kam, steckte er ihm wortlos zwei Geldscheine entgegen. Das nenne ich cool.

Lesen lohnt sich für die drei Stationen nicht, ich ergattere sowieso nur selten einen Sitzplatz. Manche machen ja sogar in der U-Bahn Hausaufgaben, kritzeln noch schnell was in ein Heft oder sitzen murmelnd vor einem Schulbuch. Für mich fängt die Schule um Punkt acht Uhr an und nicht eine Minute früher. Ich gucke mir die Leute an, überlege, was die wohl arbeiten, wo die hin wollen. Schüler auszumachen ist kein Problem, die kleineren erkennt man an den Ranzen, die mittleren an den Plastiktüten (und den Zahnspangen) und die älteren an den locker unter den Arm geklemmten Taschen. Bestimmt gehen alle, die etwa in meinem Alter sind, in die Schule. Aber auch die Älteren fahren sicherlich nicht zum Vergnügen vor acht durch die Stadt. Geschäfte und Büros oder Behörden machen um acht, halb neun oder neun auf. Also sind das Verkäuferinnen, Angestellte, Beamte – jedenfalls Leute, die nicht schon um sechs oder sieben in Fabriken, Werkstätten, Krankenhäusern anfangen. Oder um fünf, wie Halefs Mutter, die so früh schon putzen geht.

Bei der Vorstellung, dass ich auch nach der Schule noch jeden Morgen U-Bahn fahren muss, wird mir allerdings leicht übel. Du hast dein ganzes Leben noch vor dir – wie oft habe ich diesen Spruch schon zu hören bekommen. Stell dir vor, ein ganzes Leben lang immer dieselben Abläufe! Tag für Tag die Straße lang, die Treppen runter, am Bahnsteig warten, in die Bahn drängen, drinnen der Mief von Dutzenden unausgeschlafener Leute. Ausgespuckt am Zielbahnhof, dann acht Stunden ableisten und wieder zurück. Ausgenommen Sonnabend und Sonntag. Und womöglich auch immer dasselbe Freizeitprogramm. Schauder.

Am Schuleingang treffe ich Petra. Sie sieht müde aus.

»He, was ist denn mit dir?«, frage ich. »Hast du nicht geschlafen?«

»Doch, aber nicht genug. Ich musste mal wieder helfen. Also, ich lag schon im Bett ... da hat er mich nach vorne geholt, weil's so voll war. Irgend so ein Sportverein hat 'ne Meisterschaft gewonnen und ich musste ackern. Bis drei Uhr.«

»Darf der das überhaupt?«

»Sehr witzig! Wo soll ich mich beschweren? Wenn der was sagt, dann müssen wir gehorchen. Dagegen kommste nicht an. Aber manchmal ...« Sie schweigt erst und sagt dann leise: »Manchmal denke ich, lange halte ich das nicht mehr aus.«

Ein Trupp Jungs drängelt sich an uns vorbei. »Kiek ma, wat die für Titten hat«, grölt einer. »Lässte mir ma an deine Milchwirtschaft?«, tönt ein anderer und drückt seinen Hintern im Vorbeigehen an Petra. Die dreht sich stumm zur Seite.

»Haltet die Klappe, ihr mickrigen Wichser!«, brülle ich und schwenke meine Tasche drohend. Als ob das was hilft. Krakeelend ziehen die Knaben weiter. Blödes Volk! Petra hat wirklich riesige Brüste. Sie geht auch immer ein bisschen krumm, als wollte sie das verbergen. Meine Brust ist relativ platt, unauffällig. Aber tauschen wollte ich mit Petra trotzdem nicht. Dauernd wird sie angemacht. Aber sie wehrt sich nie. Ist ja auch meistens zwecklos. Wenn mir einer dumm kommt, weiß ich auch nicht so richtig, wie ich reagieren soll. Meistens tu ich so, als hätte ich nichts gehört. Aber sobald ein anderes Mädchen betroffen ist, dann krieg ich mein Maul auf, ohne Probleme. Eigentlich ganz schön blöde.

»Und deine Mutter? Was sagt die dazu?«

»Ach, die. Die tut, was er sagt. Was soll sie auch machen? Schließlich leben wir von der Kneipe.«

»Eigentlich versteh ich das nicht. Zu mir ist dein Alter immer ganz nett.«

»Na ja. Ach, es geht schon. Irgendwie komme ich schon klar. Wenn ich die Lehre fertig hab, dann zieh ich zu Hause aus. Dann ist Schluss.«

Petra will Sekretärin werden, im Bezirksamt. Wenn sie die Mittlere Reife schafft, dann hat sie den Ausbildungsplatz so gut wie sicher. Unsere Lehrerin hat sich für alle in ihrem Arbeitslehrekurs mächtig ins Zeug gelegt. Bloß für mich hat sie noch nichts. Kein Wunder, ich weiß ja gar nicht, was ich will. Buchhändlerin hat sie vorgeschlagen, aber da ist so viel kaufmännisches Zeug dabei. Immer fällt mir irgendein Aber ein.

»Dann mach Abitur, du hast das Zeug dazu«, hat sie schließlich gemeint. Na, ich weiß ja nicht.

»Komm doch mal wieder vorbei«, sage ich zu Petra.

»Mal sehen«, sagt sie.

Dann trennen wir uns, der Unterricht fängt an. Der Tag stirbt.

3

Dienstags um sechs ist Volleyballtraining. Ich bin in der Freizeit-Mädchenmannschaft des FC Himmelssturm. Das ist so ein totaler Hippie-Verein. Unser Sportlehrer hat ihn mir und Fatma empfohlen, weil wir beide im Sport immer nur Volleyball spielen wollten. Bei den »Himmelsstürmern« gibt es keine Vereinsmeierei und vor allem sind die nicht so bierernst. Der Termin am Dienstag ist für mich inzwischen ein absolutes Muss geworden – in den zwei Stunden kann ich mich austoben, vergesse alle Probleme um mich herum und konzentriere mich nur auf den leichten weißen Ball und darauf, wie ich ihn am besten über das Netz befördere. Am Volleyball gefällt mir, dass man nicht direkt mit einer Gegnerin um den Ball kämpfen muss wie bei Hand- oder Fußball oder beim Basketball. Dieses blöde Gerangel fällt flach, auch die ewigen Debatten, ob Foul oder nicht. Volleyball ist einfach nicht so grob, obwohl man sich auch mächtig einsetzen muss. So ein Hechtbagger ist für mich das Größte! Ich werf mich der Länge nach in die Luft, erwische den Ball mit ausgestreckten Armen und federe dann mit den Armen und dem Oberkörper den Schwung auf dem Boden ab. Oder ich hechte seitwärts nach dem Ball, rolle mich über die Schulter ab und springe gleich wieder hoch, bereit für den nächsten Ball. Wichtig ist auch das Zusammenspiel – wir sind sechs, und jede muss genau wissen, an welchem Platz sie zu stehen hat und für welchen Ball wer zuständig ist.

Fatma kommt auch regelmäßig jeden Dienstag. Sie ist genauso versessen auf diesen Termin wie ich, obwohl sie zu Hause ganz schön drum kämpfen musste. »Mädchen und Sport?«, hatte ihr Vater stirnrunzelnd gesagt. »Du solltest lieber Kochen lernen.« Aber er hat keine Chance gegen seine drei Töchter. Die sagen, wir leben hier in Deutschland und nicht in einem türkischen Dorf.

Neulich ist er sogar mit seiner Frau zu einem Turnier gekommen. Und ich hätte wetten können, dass ich in seinem Gesicht so ein kleines bisschen Stolz entdeckt habe – schließlich ist Fatma eine der besten Schmetterinnen von uns. Wenn die hochsteigt und zuschlägt und richtig trifft, dann sehen die auf der anderen Seite keine Sonne. Wo die wohl die Kraft dafür hernimmt?

Als ich aus dem Haus gehe, ist draußen immer noch alles trübe, wie den ganzen Tag schon. Dieser graue Berliner Himmel, wie der mich manchmal anwidert, und der Frühling kommt auch nicht so recht in die Strümpfe. Die paar grünen Blättchen sehen zwar schon ganz hübsch aus, ich habe auch durchaus den Eindruck, als gäben sich Bäume und Büsche alle Mühe. Die paar Frühlingsblumen in den Blumenkästen an den Straßen sind nette Farbtupfer, aber trotzdem, ohne Sonne ist alles trist, öde. Das englische Wort »blurr« aus der letzten Englischstunde fällt mir ein – etwas verwischen, verschwommen machen. Blörrig könnte man also sagen für diesen misslungenen Frühlingsabend. Sollte sofort in den Duden aufgenommen werden als spezifischer Ausdruck der Berliner Wettersprache.

Nach ein paar Schritten sehe ich plötzlich Petra auf mich zukommen. Na so was, hat der Wollank seinen großzügigen Tag? Oder muss sie noch schnell was einkaufen oder die kleine Schwester abholen? Als sie mich mit der Sporttasche in der Hand sieht, fasst sie sich an die Stirn. Vielleicht wollte sie zu mir und ihr fällt jetzt erst ein, dass heute Dienstag ist, mein Volleyballdienstag, an dem ich für nichts und niemanden zu sprechen bin.

»He, Petra, wo willst du denn hin? Wolltest du zu mir? Hat der Alte dir freigegeben?«

Petra blickt mich etwas verwirrt an. Merkwürdig. Dann fällt ihr Blick auf meine Sporttasche. »Ja, ich, ja, eigentlich ...«

»Aber heute ist doch Dienstag, du weißt doch, mein Volleyball!«

»Ja, ja. Das ... ach, das hatte ich ganz vergessen. Weißt du, ich wollte ...«

Was ist denn los? Die kriegt ja keinen vernünftigen Satz raus. Ob's Krach gab zu Hause? Soll ich auf Volleyball verzichten? Aber gerade heute trainieren wir fürs nächste Turnier und die anderen rechnen fest mit mir.

»Du, Petra, wenn du willst, komm doch in zwei Stunden wieder«, sage ich. »Oder setz dich solange in mein Zimmer. Dann können wir quatschen, wenn ich zurück bin, ja?«

Wieder guckt sie so abwesend, als wüsste sie gar nicht genau, was los ist. Ob sie mich überhaupt verstanden hat?

»Komm, wir gehen rauf, ich schließ dir die Wohnung auf. Ist sowieso keiner da, kannst den Verstärker so laut aufdrehen, wie du willst.«

»Ach was, lass mal. Ich muss Senf kaufen. Meine Mutter kann erst nächste Woche in die Metro fahren.« Das klingt auf einmal ganz normal, ganz sachlich.

»Na ja, war ja nur 'n Vorschlag. Aber sonst, Petra – jederzeit, ist ja klar, nicht?«

»Natürlich. Weiß ich doch. Viel Spaß beim Volleyball. Bis morgen.«

Aber heute war Petra nicht in der Schule. Schon gestern Abend, als ich ausgetobt vom Volleyball zurückkam und mich über Ruths Bratkartoffeln hermachte, hatte ich unsere Begegnung vergessen. Ich musste noch Englischvokabeln lernen und dauernd spukte mir die Fete von Stephan am Sonnabend im Kopf herum und Halefs Gesicht. Ob ich mal mit Ruth über Halef reden sollte? Oder vielleicht mit Fabian? Aber beide waren wieder mal nicht zu Hause und überhaupt kam ich mir etwas albern vor. Das war ja alles viel zu vage – ganz anders als damals bei Michael. Da wusste ich genau, was ich wollte. Und jetzt?

In den ersten zwei Doppelstunden hätte ich Petra sowieso nicht sehen können, denn da hatte ich Englisch und Deutsch und mit Petra habe ich nur Arbeitslehre, Kunst, Musik und Sport. In der Mittagspause sitze ich dann wie immer mit den Leuten aus dem Kurs zuvor zusammen. Das ergibt sich meistens so, vor allem, wenn wir Deutsch hatten. Die Faber, unsere Deutschlehrerin, ist ziemlich in Ordnung, finde ich. Da sie fast alles vom Frauenstandpunkt aus betrachtet, geht's in ihrem Unterricht oft mächtig ab. Ein paar Jungs bleibt regelmäßig die Luft weg, und das Einzige, was ihnen noch einfällt, ist dann: »Diese blöde Lesbe!« Manchmal denke ich auch, die Frau ist einfach zu radikal. Aber andererseits, wenn ich die Reaktionen der Jungs sehe und mir genau überlege, was sie zum Beispiel über die Rolle der Frauen in der Literatur wirklich gesagt hat oder über die Frauen der berühmten Schriftsteller, die immer im Hintergrund bleiben, dem Genie die Hemden bügeln und die Suppe kochen, dann muss ich ihr Recht geben. Sie ist nur immer so hart, lässt so wenig Spielraum, dass sich sofort regelrechte Fronten aufbauen. Das kann ja auch nicht Sinn der Übung sein, oder?

Wir sitzen zu fünft am Tisch in der Mensa und Klaus und Biggi setzen verbissen das Thema der letzten Stunde fort: Die Frau als Objekt – die Darstellung der Frau in der Werbung – Werbesprache. Klaus weigert sich zu begreifen, dass die Abbildung von ästhetisch schönen Menschen – »und das sind viele Frauen eben« – verboten sein soll.

Ich klinke mich aus. Mit Klaus kann man nicht reden, das hat überhaupt keinen Zweck. Dass Biggi das nicht begreift.

Immer wieder legt sie sich mit ihm an. Klar hat sie Recht mit dem, was sie sagt, aber der Typ schnallt doch überhaupt nichts. Ich wette, der zieht sich zu Hause die Pornofilme von seinem Papi rein.

Nach einer Weile kann ich die Stimmen der beiden von dem allgemeinen Lärm ringsum nicht mehr unterscheiden. Klappern, Schreien, Lachen, Brüllen, Herumgerenne, Schubsen, Stoßen – wie soll man da bloß in Ruhe essen? Die Mensa ist viel zu groß. Überhaupt ein Schwachsinn, so viele Menschen in ein Gebäude zu pferchen, da verliert man sich ja. Nach der geistigen Abfütterung am Morgen folgt die körperliche mittags. Und wenn wir Glück haben, dürfen wir dann in Arbeitslehre – wenigstens in den unteren Klassen – unsere Hände ein bisschen betätigen. Und zweimal in der Woche dann die Sache mit dem gesunden Geist im gesunden Körper – die Leibesübungen. Manchmal komm ich mir vor wie in einer Zuchtanstalt. Ich fürchte nur, die Züchter kriegen was ganz anderes raus, als sie geplant haben. Vielleicht wollen die aber gar kein edles Geblüt, sondern bloß Ratten oder Duckmäuser.

Während Biggi und Klaus sich fetzen, schieben sich

die anderen an unserem Tisch schweigend das Essen rein. Was geht in ihren Köpfen vor?

»Dieser Mensafraß wird auch jeden Tag mieser«, meint Kathi endlich. Kathi hält diese Diskussionen nicht lange aus und schon gar nicht in der Mittagspause. Sie mag keinen Streit, immer versucht sie auszugleichen, zu vermitteln. Typisch weiblich, würde die Faber sagen. Aber ohne Kathi würden wir uns manchmal hoffnungslos verzetteln.

Dahinten sehe ich Halef mit seinem Tablett stehen. Er guckt sich suchend um. Sieht wirklich scharf aus, der Typ. Die Nase ist vielleicht ein kleines bisschen zu groß. Und diese Klamotten! Immer zieht er sich so schnieke an. Plötzlich kommt er auf mich zu. Was will der denn? Normalerweise haben wir in der Schule überhaupt nichts miteinander zu tun. Ob er noch mal wegen der Fete …? Aber doch nicht hier, vor allen Leuten.

»Hallo, Rebecca«, sagt er angestrengt locker. Was ist denn mit dem los? »Weißt du, wo Fabian sitzt?«

Also so was. Der sitzt doch da drüben am Eckpfeiler wie in fast jeder Mittagspause. »Na, da drüben. Bist du blind?« Das kam etwas schärfer raus als beabsichtigt.

»Ach ja, richtig, hinter Goran. Äh, sag mal, hast du Petra heute schon gesehen?«

»Nee, noch nicht, aber nachher habe ich Kunst mit ihr. Wieso, willst du was von ihr?«

»Nein, nein, ich wollte nur … Ist schon gut. Bis dann mal.«

Wirklich. Was ist denn in den gefahren? Will er Petra auch zur Fete einladen?

Natürlich gibt's gleich Sprüche. In dieser Schule kannst du nicht den leisesten Pieps sagen, die kleinste Bewegung machen, ohne dass nicht sofort wüst spekuliert wird. Zum Kotzen. Ich nehme mein Tablett und stelle es in die Durchreiche. Kathi hat Recht, der Mensafraß wird von Tag zu Tag schlechter.

Petra war auch nicht im Kunstkurs. Aber was soll's, sie fehlt ja öfter mal. Vielleicht musste sie wieder die ganze Nacht malochen und nach zwei Nächten hatten ihre Eltern vielleicht ein Einsehen und ließen sie schlafen. Was bloß der Halef von ihr wollte?

Zu Hause lege ich die Platte von Tracy Chapman auf. Fabian ist nicht da, also brauche ich ihn auch nicht zu fragen. Der macht immer ein Theater um seine Platten. Wehe, ich vergesse vor dem Abspielen mit der Staubbürste drüberzufahren. Was kann ich dafür, dass ich nicht so wild bin aufs Geldverdienen wie er und mir nicht so viele Platten leisten kann? Außerdem wär's doch Schwachsinn in ein und demselben Haushalt zweimal die gleichen Platten zu haben. Ruth findet es schon pervers, dass wir zwei Anlagen besitzen. Fabian hat sich seine selber gekauft. Meine hat mir Tom geschenkt – eines der seltenen Geschenke unseres lieben Vaters. »Pah, Kompaktanlage«, hat Fabian die Nase gerümpft. Aber mir egal. Für meine Ansprüche reicht's. Am liebsten stülpe ich mir die Kopfhörer über die Ohren, mache die Augen zu und dann kann mich die Welt mal. Obwohl gerade Tracy Chapmans Lieder die Welt nicht unbedingt draußen lassen. Als ich sie zum ersten Mal singen hörte, dachte ich, das wäre eine Männerstimme. Ganz plötzlich ist diese Platte aufgetaucht, überall kann man sie hören, sogar in Kaufhäusern. Ich bin mir allerdings nicht sicher, ob die meisten verstehen, was sie da singt. Im Plattencover sind die Texte abgedruckt, und mit Hilfe eines Lexikons habe ich auch einigermaßen rausgekriegt, worum es geht. Am stärksten finde ich das Lied, das sie ganz ohne Begleitung singt. Ich kriege jedes Mal eine Gänsehaut.

Last night I heard the screaming
Loud voices behind the wall
Another sleepless night for me
It won't do no good to call
The police
Always come late
If they come at all

And when they arrive
They say they can't interfere with domestic affairs
Between a man and his wife
And as they walk out the door
The tears well up in her eyes

Last night I heard the screaming
Then a silence that chilled my soul
I prayed I was dreaming
When I saw the ambulance in the road
And the policeman said
»I'm here to keep the peace
Will the crowd disperse
I think we all could use some sleep«*

Manchmal versuche ich das Lied alleine zu singen. Den Text kann ich zwar auswendig, aber die Melodie krieg ich nicht hin. Sie ist so sperrig, so rau wie der Text.

Das Verrückte ist, dass ich vor Jahren so was Ähnliches erlebt habe. An einem Sonntag kamen Ruth und ich von einem Spaziergang zurück und hatten Kuchen gekauft. Wir gingen die Treppe hoch, und als wir am zweiten Stock vorbeikamen, hörten wir plötzlich lautes Schreien: »Hör auf!« und »Hilfe!« und »Werner, das Kind!« Und dann: »Aua, du tust mir weh! Nicht, nein, hör doch auf!« Hinter der Tür wohnte ein junges Ehepaar, die Neumanns, mit einem kleinen Kind. Die Frau grüßte meist sehr schüchtern, den Mann sah man selten. Auch er grüßte, aber eher notgedrungen, hatte ich das Gefühl. Geredet hatte noch keiner von uns mit denen, obwohl wir sonst mit den Leuten im Haus ganz gut auskommen.

* Deutscher Text des Liedes auf S. 221

Ruth und ich standen wie angewurzelt vor der Tür. Dann drückte Ruth entschieden auf die Klingel. Ich stieg vorsichtshalber ein paar Treppen höher. Wenn der jetzt mit einem Messer rausstürmt, dachte ich. Stille. Kein Ton mehr aus der Wohnung. Schließlich ließ Ruth die Klingel los und wir gingen in unsere Wohnung. Ruth warf achtlos das Kuchenpaket auf den Küchentisch und setzte sich hin. »Was soll ich bloß machen?«, murmelte sie. »Du hast doch auch gehört, dass sie ›Hilfe‹ geschrien hat, oder habe ich mir das nur eingebildet?«

Wir wussten beide genau, was wir gehört hatten, da war kein Zweifel möglich.

»Ich muss was tun!«, meinte Ruth. »Ich kann doch nicht einfach hier oben sitzen und wissen, was da abgeht, und nichts tun!«

»Aber sie haben doch nicht aufgemacht«, versuchte ich sie zu bremsen. »Und die Frau hat auch nichts mehr gesagt, vielleicht ...«

»Vielleicht hat sie Angst gehabt. Ich rufe die Polizei«, sagte Ruth. »Oder? Was meinst du?«

»Aber wenn nun gar nichts war?«

»Das kann ich mir nicht vorstellen – egal, ich rufe die Polizei.«

Zehn Minuten später fuhr eine Funkstreife vor. Zwei Polizisten stiegen aus. Ich machte leise unsere Wohnungstür auf und schlich die Treppe so weit hinunter, dass ich die Tür der Neumanns sehen konnte. Einer der Polizisten klingelte. Nichts rührte sich. Er klingelte noch einmal, klopfte schließlich an die Tür. »Aufmachen, Polizei!« Wie im Film.

Nach einer ganzen Weile schließlich ging die Tür auf. Der Mann hatte einen gestreiften Bademantel an.

Der Polizist sagte: »Bitte entschuldigen Sie die Störung, wir haben einen Anruf bekommen, aus Ihrer Wohnung sollen Hilferufe gehört worden sein.«

»Hilferufe?«, sagte der Mann. »Wat denn? Hier doch nicht.«

»Können wir reinkommen?« Dann verschwanden die beiden Polizisten in der Wohnung, die Tür ging zu. Ich berichtete Ruth, was ich gesehen hatte.

Fünf Minuten später klingelte es bei uns. Ein Polizist stand draußen. »Haben Sie uns angerufen?«, fragte er.

»Ja«, sagte Ruth. »Ich habe aus der Wohnung der Neumanns Hilferufe gehört.«

»Also, wir haben die Sache überprüft. Da war nichts. Wissen Sie, es ist doch Sonntagnachmittag«, fügte er dann mit einem süffisanten Grinsen hinzu. »Und den nutzen manche Ehepaare, um – na, Sie wissen schon« – ein kurzer Blick zu mir –, »und da geht es eben manchmal etwas heftiger zu. Keine Sache für die Polizei.«

Und damit war die Geschichte erledigt. Danach haben wir die Leute nie wieder gesehen, obwohl sie noch ein halbes Jahr im Haus wohnten, bevor ein Möbelwagen vorfuhr. »Exmittiert«, flüsterte die Hauswartsfrau Ruth zu. »Die haben seit Ewigkeiten keine Miete gezahlt.«

Ruth hatte der Frau kurz nach diesem Sonntag einen

Brief geschrieben, worin sie sich entschuldigte, falls sie die Polizei zu Unrecht gerufen habe. Wenn die Frau allerdings Hilfe benötige, dann könne sie sich jederzeit an sie wenden. Aber wie gesagt, wir haben nie wieder etwas von denen gehört. Später habe ich die Frau mal auf der Straße gesehen. Mit zwei Kindern. Ich habe mich aber nicht getraut, sie anzusprechen. Was mag da bloß gewesen sein? Ich habe doch genau gehört, wie sie geschrien hat.

Das Telefon klingelt. Soll doch jemand anders rangehen. Ruth oder Fabian müssten inzwischen zu Hause sein, denke ich nach einem Blick auf die Uhr. Es ist schon halb elf. Aber das Klingeln hört nicht auf. Also schäle ich mich aus der Decke und tappe in den Flur. »Hallo?«

Schweigen. Dann Halefs Stimme, zögernd. »Hallo, Rebecca. Ist Fabian da?«

»Nein – ich bin alleine. Hab keine Ahnung, wo der steckt. Vielleicht bei Tina? Soll ich ihm was ausrichten?«

»Nein, nein, schon gut. Entschuldige die Störung. Rebecca, ich …«

»Ja?«

»Ach, schon gut. Sehen wir uns am Sonnabend? Ich meine, hast du dir überlegt, ob du mit auf die Fete kommst?«

»Ich? Äh, ja, doch, warum eigentlich nicht.« Meine Güte, cooler geht's kaum.

»Na, bis dann. Tschüs.«

»Tschüs.« Ich lege den Hörer vorsichtig auf die Gabel. Dann springe ich plötzlich mit einem Satz vor den Spiegel und lache mir ins Gesicht. Meint der mich, wirklich mich?

4

Petra ist wieder in der Schule. Kein Wort darüber, warum sie gestern gefehlt hat. Wir begrüßen uns kurz am Schultor, dann müssen wir uns gleich wieder trennen. Erst im zweiten Doppelblock haben wir zusammen Unterricht. Sport.

Noch ist es draußen zu kühl, also bleiben wir in der Halle. Und ausgerechnet Geräteturnen! Soll ich dem Röttges erzählen, dass ich meine Tage habe? Dann kann ich mir die Sache von der Bank aus angucken und brauch mich nicht zu verrenken. Ich hasse diese Folterbänke. Im Fernsehen sieht das so flott aus, wenn die Mädchen ihre Gummikörper um die Holme des Stufenbarrens schwingen. Ich hab immer Angst, ich schlag mir den Schädel ein oder bleibe mit dem Fuß irgendwo hängen. Ich weiß einfach nicht, wozu das gut sein soll – die Ästhetik und die Akkuratesse der Bewegung, meint der Röttges. Die Jungen müssen ans Reck. »Eierquetschermaschine!«, tönt Klaus. Aber er kann sich nicht drücken. Unerbittlich zählen die Punkte und am Ende der Zehnten spielt eben auch die Sportnote eine entscheidende Rolle beim Abschluss.

Bevor ich mich noch entscheiden kann, ob ich mich bei Röttges abmelden soll, ist Petra schon bei ihm. Was sie sagt, kann ich nicht hören, umso lauter aber den Herrn Sportler.

»Liebe Petra«, sagt er, »so aufgeklärt bin ich auch schon, dass ich weiß, in welchem Abstand der weibliche Zyklus stattfindet. Und vor genau zwei Wochen hast du mir schon mal dasselbe erzählt. Entweder du bringst mir morgen ein Attest oder ich muss 0 Punkte notieren.«

Petra starrt ihn kurz an, dann geht sie wortlos in die Umkleidekabine und zieht sich um. Also füge auch ich mich dem Schicksal der Turnstunde. Vielleicht lässt er uns ja in der letzten halben Stunde noch irgendein Ballspiel machen. Das würde mich erheblich versöhnen.

Als Petra ihre Übung macht – sieht richtig gut aus – und einen Moment mit dem Kopf nach unten hängt, rutscht ihr das Hemd über die Ohren. Sie hat einen BH an, also ist es nicht ganz so peinlich. Ich stecke mir deswegen immer das Hemd in die Hose, denn ich trage nie einen. Aber als dann alle – der Röttges auch – auf ihren Rücken starren, merke ich, dass es nicht wegen irgendeiner »Peinlichkeit« ist – nein, auf Petras Rücken sind deutlich dicke rote Striemen zu sehen! Petra ist zunächst ganz in ihre Übung versunken, zieht sich wieder nach oben, und erst als sie quer auf dem Holm sitzt, spürt sie, dass es still geworden ist.

»Petra«, sagt der Röttges vorsichtig. »Hat dich jemand geschlagen? Wo kommen diese Striemen auf deinem Rücken her?«

Sie blickt ihn einen Moment fassungslos an, dann

springt sie vom Holm und läuft in die Umkleidekabine. Ich sofort hinterher.

»Petra, Mensch, Petra, was ist denn los?«

Tränen laufen ihr übers Gesicht, aber sie sagt nichts, zieht den Pullover über ihr Hemd, als wollte sie möglichst schnell vergessen machen, was wir gesehen haben.

Ich lege meinen Arm um ihre Schultern. »Petra, sag doch was, ich will dir doch helfen! Welches Schwein war das?«

Petra windet sich aus meinem Arm, angelt sich ihre Hose, zieht dann die Schuhe an und schon ist sie fertig.

»War das dein Vater?«, versuche ich es noch einmal. Ich kann doch nicht so tun, als wär nichts gewesen. Da hat sie jemand mächtig verprügelt.

»Du kannst mir sowieso nicht helfen«, sagt sie schließlich. »Aber trotzdem, danke.« Packt ihre Tasche und stürmt hinaus. Ich bleibe wie blöd stehen.

Petra muss nach Hause gegangen sein. Oder sonst wohin – Quatsch, wo soll sie denn hin? Und wenn es ihr Vater war? Aber das kann ich mir nicht vorstellen. Der ist zwar ein Tyrann, dem »rutscht« auch mal die Hand aus, aber solche Schläge?

In der Schule ist Petra tatsächlich nirgendwo zu finden, auch nicht in der »Arche«. Das ist eine Einrichtung der evangelischen Religionslehrer – statt Religionsunterricht bieten sie in Pausen und Freistunden Tee und Gespräche und außerdem Kurse über bestimmte Themen wie »Frieden« oder »Liebe« oder so was an. Die sind ganz nett und haben für jeden ein offenes Ohr. Viele haben sich da schon ausgequatscht, wenn sie allein nicht mehr weiterwussten. Da ist sie aber nicht aufgetaucht.

Der Röttges hat mich noch gefragt, ob ich was über Petras »häusliche Verhältnisse« weiß. Ich habe aber nichts gesagt. Erst muss ich mit ihr reden.

Den ganzen Tag laufe ich rum wie Falschgeld. Endlich ist die Schule aus. Ich hatte schon überlegt, ob ich einfach abhaue, aber in den letzten beiden Stunden stand eine Bio-Klausur auf dem Plan – und, wie gesagt, die Punkte. Aber besonders in Form war ich nicht. Gut, dass Tülay neben mir mehr wusste und die Referendarin, die die Aufsicht führte, sich eingehend mit ihrer Zeitung beschäftigte.

Ich steige eine Station früher aus und gehe an der Kneipe von Petras Eltern vorbei. »Destille« steht dran, und »Futtern wie bei Muttern«. Früher hat's dort tatsächlich einen Mittagstisch gegeben, aber das ist schon lange vorbei. Die Tür steht offen, also werfe ich kurz einen Blick rein: der Wollank hinterm Tresen, ein mittelgroßer Mann, schlank, kurz geschnittene Haare, die etwas unbändig von seinem hageren Kopf abstehen, an der Theke ein paar Männer, mit Biergläsern vor der Nase, manche noch in Arbeitsklamotten.

Die Leute aus der Umgebung gehen gerne in die »Destille«. Das Lokal gilt als ordentlicher Familienbetrieb mit reellen Preisen. Der Wollank lässt jeden quatschen, wie er will, zapft ein anständiges Bier, heißt es, und ist zu seinen Gästen immer freundlich. In der Ecke, an dem kleinen Tisch neben dem Kachelofen, hockt ein älterer Herr mit dicken Brillengläsern und kritzelt in ein Heft. Jeden Nachmittag sitzt der da – das weiß ich von Petra –, Punkt acht Uhr verlässt er die Kneipe. Er trinkt immer drei kleine Bier und drei Korn dazu. Jeden Tag, seit Jahren. Und unsere Hauswartsfrau hängt auch am Tresen, der Kinderwagen steht neben der Tür. Von Petra keine Spur.

Ich gehe durch das Tor neben der Kneipentür in den Hinterhof, vorbei an der Tür, die zur Wohnung hinter der Kneipe führt. Alle Fenster von Petras Wohnung gehen zum Hof raus und alle haben Gitter. Wie im Knast. Wenn man in Petras Zimmer sitzt, verdeckt eine Gardine die Gitter, die Aussicht in den Hof auch. Aber außer Mülltonnen, ein paar Fahrrädern und dem Durchgang zum zweiten Hof ist sowieso nichts zu sehen. Licht kommt da selten rein. Nur mittags im Sommer, wenn die Sonne steil steht, gibt es für kurze Zeit einen hellen Fleck.

In der Küche reichen die Gardinen nur bis zur halben Höhe. Ich kann Petras Mutter herumwirtschaften sehen – das heißt nur ihren Kopf, alles andere ist verborgen. Bei Petra sind die Gardinen wie immer zugezogen, es brennt aber Licht. Vorsichtig klopfe ich an die Scheibe. Keine Reaktion. Ich versuche es noch einmal. Wieder nichts. Unschlüssig bleibe ich stehen. Ich trau mich nicht, zu klingeln und nach Petra zu fragen – wenn das wirklich ihr Vater war!

Plötzlich wird die Gardine zur Seite geschoben. Petras Gesicht taucht auf. »Mach auf«, forme ich mit den Lippen. Aber sie schüttelt nur den Kopf und winkt mit den Armen. Die Gardine fällt wieder vor das Fenster. Eine Weile noch bleibe ich stehen. Aber es rührt sich nichts mehr.

Als ich aus dem Hausflur komme, sehe ich den Röttges auf der anderen Straßenseite. Er geht auf die Kneipe zu. Ich verziehe mich wieder in den Hausflur und warte, dann stelle ich mich neben die offene Kneipentür.

Röttges geht auf den Wollank zu. »Sind Sie Herr Wollank, Petras Vater?«, fragt er.

»Ja, was gibt's denn?« Sehr freundlich klingt das nicht, sonst redet der mit seinen Gästen anders.

Röttges' Stimme klingt unverändert, als er sagt: »Ich bin ein Lehrer von Petra und ich muss Sie dringend sprechen.«

»Na, bitte, dann schießen Sie mal los.«

»Können wir uns nicht irgendwo in Ruhe unterhalten?«

»Wieso? Ich habe nichts zu verbergen. Was hat meine Tochter denn angestellt?«

»Bitte, gibt es nicht einen Nebenraum?«

»Hilde!«, brüllt der Wollank über die Schulter. »Komm mal nach vorne.«

Soll ich warten, bis der Röttges wiederkommt? Leute hasten an mir vorbei, auf dem Weg von der Arbeit nach Hause oder Frauen mit Einkaufstüten und Kindern an der Hand. Da hinten führt Frau Schmitz ihren Schäferhund zum Park, beide sind alt und tapperig, aber auf ihren Spaziergang verzichten sie nie, bei keinem Wetter. Ein kleiner milchkaffeebrauner Junge mit schwarzen Locken und einem Ranzen auf dem Rücken kommt mir entgegen, guckt mich groß an und singt leise vor sich hin: »Ich hab den ganzen Kopf voll Rei-eis.« Türkische Frauen mit Kopftüchern gehen vorbei, manche haben sogar den Mund bedeckt und tragen lange, schwarze Mäntel. Drei Jungs mit Skateboards sausen zwischen den Leuten durch. Die vierjährige Tochter unserer Hauswartsfrau hockt vor der Kneipe neben einem Haufen Pflastersteine und baut Türme. Die Laster donnern die Straße runter, die weiter vorne einen scharfen Knick macht. Wenn man ein bisschen länger stehen bleibt, dann hört man es andauernd quietschen, bremsen, hupen. Stadtmusik.

Bestimmt fünf Minuten lang bleibe ich wie festgenagelt stehen. Immer wieder sehe ich die Striemen auf Petras Rücken und höre, wie sie zu mir sagt: »Du kannst mir doch nicht helfen.« Ich wüsste auch wirklich nicht wie, wenn sie mir nichts sagt. Vielleicht erreicht der Röttges ja was und morgen muss ich unbedingt mit Petra reden, ganz in Ruhe. Wir schwänzen Arbeitslehre, verziehen uns in die »Arche« und trinken einen Tee. Hat keinen Sinn, wenn ich mir weiter den Kopf zerbreche. Denn jetzt muss ich mich erst mal auf den Einkauf konzentrieren. Ich bin heute mit Kochen dran – Spinat, Eier, Kartoffeln, Milch, außerdem Butter, Käse, Joghurt. Aber in meinem Hinterkopf pocht es noch immer. Hat Petra nicht neulich gesagt: »Lange halte ich das nicht mehr aus«? Und am Dienstag, als ich sie auf der Straße traf, wollte sie da nicht zu mir? Und ich hab sie einfach stehen lassen. Vielleicht hatte sie nur keinen Bock gehabt, Gläser zu spülen – ich weiß, dass sie für eine Mathearbeit pauken musste. Vielleicht hat der Wollank sie an dem Tag verprügelt und ich hatte nur meinen Scheißvolleyball im Kopf.

Den Einkauf hab ich wie in Trance erledigt. Zu Hause bin ich unruhig und fahrig, lasse beinahe die Kartoffeln anbrennen und taue den Spinat viel zu spät auf. Als Ruth kommt, bin ich noch nicht fertig. Und sofort wird sie grantig, schimpft rum, knallt die Teller auf den Tisch, den Wein macht sie allerdings behutsam wie immer auf. Von Fabian keine Spur.

Wir fangen an zu essen, und sobald Ruth die ersten Bissen im Mund hat, beruhigt sie sich. »Ich hatte so einen Hunger«, sagt sie halbwegs entschuldigend. »Und heute war ein Scheißtag. Spätdienst ist immer am schlimmsten.« Sie stützt den linken Ellbogen auf den Tisch und legt den Kopf auf die Hand. »Weißt du, als ich angefangen habe auf dem Sozialamt, da hatte ich den Kopf voller Illusionen. Hab mir vorgestellt, ich könnte sonst was ausrichten. Den Leuten zu ihren Rechten verhelfen, mich drum kümmern, dass die Kinder einigermaßen vernünftig großgezogen werden, die Frauen unterstützen, ihnen so viel Hilfe wie möglich zukommen lassen, bis sie sich selber helfen können. Schöner Traum!« Ruth gießt sich einen Schluck Wein ein. »Willst du auch?«

»Nee, danke.«

»Kannst du dich noch dran erinnern, wie ich in der Obdachlosensiedlung gearbeitet habe?«

»Wenig. Doch, an die Reise mit den Kindern kann ich mich erinnern. Jeden Tag gab's Taschengeld. Und an den Crille, der mich immer auf den Schultern getragen hat. Und die – wie hieß die noch? Ach ja, Bettina, die immer im Schlaf so gewackelt hat.«

»Ja – was aus der wohl geworden ist? Jedenfalls – damals, da war das anders. Das war keine richtige Sozialarbeit, so im klassischen Sinn.«

»Wie – im klassischen Sinn, mit Goethe-Zitaten, oder wie?«

»Auch keine schlechte Idee, nach dem Motto: ›Wer immer strebend sich bemüht, den können wir erlösen‹ ... Nee, ich meine damit, dass der Sozialarbeiter sozusagen der verlängerte Arm des Staates ist, der zwar Hilfe anbietet, aber gleichzeitig auch jede Menge Kontrolle ausübt. Wohlverhalten wird belohnt, Fehlverhalten bestraft. Damals, in der Obdachlosensiedlung, da waren wir eine Gruppe und wir haben mit den Leuten was zusammen gemacht, auch gegen das Amt, haben Bewohnerversammlungen durchgeführt und Feten gefeiert und über Kindererziehung diskutiert. Da ist zwar auch 'ne Menge schief gegangen und es gab jede Menge Missverständnisse und Krach und Streit. Aber da hat sich was bewegt, da war Leben drin. Und heute?« Ruth stochert in ihrem Spinat herum. »Heute schlage ich mich mit Paragraphen und Vorschriften herum, muss in die Wohnungen gehen und schnüffeln, ob Frau Müller wirklich das beantragte Kinderbett gekauft hat oder ob die Kleine immer noch auf dem Sofa schläft und der Alte die Kohle versoffen hat. Ich mach das zwar nicht, aber erwartet wird's. Auf der einen Seite Knatsch mit dem Amtsleiter und auf der anderen Seite das Misstrauen der Leute. Heute war da wieder so ein vorwitziger Neunzehnjähriger, der mir wie aus der Pistole geschossen seine Rechte aufzählen konnte, aber zu blöde war, die nötigen Unterlagen mitzubringen. Und ich sitz zwischen allen Stühlen. Ich weiß auch nicht – manchmal habe ich Lust, einfach alles hinzuschmeißen. Vielleicht sollte ich aufhören.« Sie starrt vor sich hin. »Aber was dann?«

»Na, dann beziehste Sozialhilfe. Du weißt doch, wie das geht!«

Ruth lacht. Um ihre Augen bilden sich sternförmig lauter winzige Fältchen. Sind mehr geworden in letzter Zeit. Auch auf ihren Händen ist die Haut ein bisschen schrumpeliger geworden. Aber braune Flecken wie Oma hat sie noch nicht. Wie auch, Ruth ist ja noch nicht einmal vierzig.

5

Gerade will ich anfangen, Ruth von Petra zu erzählen, da geht die Wohnungstür auf, fällt gleich wieder heftig ins Schloss, und ohne Jacke oder Schuhe auszuziehen, platzt Fabian atemlos in die Küche, lässt sich auf den nächsten Stuhl fallen, zerrt sich sein Tuch vom Hals, gießt sich ein Glas Wein ein und nimmt einen kräftigen Schluck.

»Na hör mal!«, sagt Ruth.

»Wir brauchen einen Anwalt. Weißt du einen? Halef ist verhaftet worden. Eben gerade. Und ich war dabei!«

»Was?«, frage ich. Das kann doch nicht wahr sein.

»Wieso?«, fragt Ruth. »Was hat er denn gemacht?«

»Der? Gemacht? Gar nichts!«

»Aber wegen gar nichts wird man doch nicht verhaftet.«

»Er soll Petra vorgestern Abend in seine Wohnung gelockt, dort festgehalten, geschlagen und, jetzt kommt's – vergewaltigt haben!«

Wie bitte? In meinem Kopf braust es. Halef Petra vergewaltigt? Und geschlagen? Die Striemen auf ihrem Rücken! Und ich dachte, es wäre ihr Vater! Aber Halef kann doch unmöglich …

»Und wer sagt das? Und was sagt Halef? Ich meine, die Polizei muss doch einen Grund haben?«, fragt Ruth.

»Glaubst du das etwa auch? Glaubst du jede Scheiße, die die Bullen erzählen? Is ja klar, der is 'n Türke und alle Türken haben's auf deutsche Mädchen abgesehen. Kannste ja jeden Tag in der BZ nachlesen ...« Auf Fabians bleichem Gesicht bilden sich kleine rote Flecken.

Ruth schluckt, ich sehe, wie sie sich zusammenreißt, um nicht so aufzubrausen wie Fabian.

»He, langsam«, sagt sie schließlich. »Ich glaube noch überhaupt gar nichts. Erzähl doch erst mal, was passiert ist. Ich blick ja überhaupt nicht durch.«

»Also«, Fabian holt tief Luft, »ich war bei Halef in seiner Wohnung.«

»Seit wann hat denn der eine eigene Wohnung?«, fragt Ruth dazwischen.

»Das ist doch jetzt egal, Mensch!«, braust Fabian auf, antwortet dann aber doch: »Noch nicht lange. Halef ist einen Stock tiefer in Ercans Einzimmerwohnung gezogen, mit Küche und Außenklo. Ein ziemliches Loch. Aber da hat er wenigstens seine Ruhe. Essen tut er oben bei seinen Eltern. Jedenfalls haben wir Tee getrunken und Mathe gepaukt. Plötzlich klingelt's und zwei Bullen stehen vor der Tür, und sein Vater und seine Mutter. Die Mutter heult wie blöd, der Alte guckt verbissen. ›Herr Halef Öztürk?‹, fragt der Bulle. Und als Halef Ja sagt und wieso und was sie von ihm wollen, da sagt der Bulle: ›Sie sind vorläufig festgenommen. Sie werden beschuldigt, am Dienstagabend, den 26. 4., die sechzehnjährige Petra Wollank in Ihre Wohnung gelockt, geschlagen, vergewaltigt und bis zum nächsten Morgen in der Wohnung festgehalten zu haben. Sie können einen Anwalt Ihrer Wahl verständigen. Packen Sie etwas Wäsche und Waschzeug zusammen und kommen Sie mit.‹ Halef stand erst mal wie blöd da. Ich drängel mich an ihm vorbei – der Flur ist so schmal – und sage zu den Bullen: ›Wo haben Sie denn den Blödsinn her? Wer behauptet denn so was? Haben Sie überhaupt einen Haftbefehl?‹ Der würdigt mich keines Blickes, zieht einen Zettel raus und hält ihn Halef vor die Nase. Halef geht in die Stube, die Eltern hinterher und auch ein Bulle. Der andere bleibt draußen vor der Tür stehen. Halefs Eltern reden auf ihren Sohn ein, der Vater wütend, die Mutter fleht ihn an und hat immer nur gefragt, ob das stimmt. Zu seiner Mutter hat Halef gesagt: ›*Anne, ben yapmadim* – Mama, das hab ich nicht gemacht.‹ Seine Mutter hat sein Zeug zusammengepackt, dann haben ihn die beiden Bullen in die Mitte genommen und sind mit ihm los. Halef hat sich noch mal zu mir umgedreht und hat gesagt: ›Glaub das nicht, Fabian, glaub das bloß nicht.‹ Und ich hab hinterhergebrüllt: ›Ich besorg dir einen Anwalt, Halef.‹ Und weg waren sie.«

Ich bin wie vor den Kopf geschlagen. Buchstäblich. Mechanisch stehe ich auf und frage Fabian: »Willst du Spiegel- oder Rühreier?«

»Egal. Gar nichts. Hab keinen Hunger.«

»Quatsch«, sagt Ruth, »jetzt iss erst mal und wir überlegen in Ruhe, was wir machen können.«

Also schlage ich zwei Eier in die Pfanne und höre zu, wie die beiden sich darüber unterhalten, welchen Anwalt sie anrufen, ob der schon gleich zu Halef kann oder erst morgen und ob Fabian ihn wohl besuchen gehen darf – so, als wäre sonnenklar, dass das alles nur ein Irrtum ist.

»Petra war am Mittwoch nicht in der Schule«, sage ich und stelle Fabian die Spiegeleier vor die Nase. »Und heute, beim Sport, da ist ihr das Hemd hochgerutscht und sie hatte breite rote Striemen auf dem Rücken, wie von Schlägen.«

Fabian starrte mich ungläubig an. »Und was hat sie gesagt?«

»Gar nichts. Sie ist abgehauen. Und heute Nachmittag habe ich gesehen, wie der Röttges zu ihrem Vater ist.«

»Und du glaubst also, das war Halef? Du glaubst, Halef hat sie in seine Wohnung gelockt und wer weiß was mit ihr angestellt? Das glaubst du?«, brüllt Fabian.

Bevor ich was sagen kann, mischt sich Ruth wieder ein. »Aber irgendeine Grundlage muss die Verhaftung doch haben. Die können doch nicht ohne weiteres jemanden einsperren. Petra muss doch was gesagt haben, wie soll das sonst gewesen sein?«

»Ich glaube Halef. Punkt.«

»Weil er dein Freund ist!« Jetzt brülle ich auch. »Und ein Typ noch dazu. Frauen denken sich ja so was immer aus, nicht wahr? Und Petra ist schließlich meine Freundin. Glaubst du, die saugt sich das aus den Fingern?«

»Jetzt hör bloß damit auf: Alle Männer vergewaltigen, was? Und Halef hat dir auch immer nachgestellt, wie? Du hast doch 'ne Macke!« Fabian schaufelt wütend sein Essen in sich rein.

»Du hast selber 'ne Macke! Das kann man doch alles nachprüfen. Zum Beispiel, ob sie in der Nacht zu Hause war. Und wo die Striemen herkommen. Und auch, ob sie vergewaltigt wurde, oder, Ruth?«

»Ich weiß nicht. Das ist ja schon zwei Tage her. Ich weiß nicht, ob das jetzt noch geht. Höchstens, ob sie Jungfrau war oder nicht, lässt sich feststellen.«

»Na, das wäre doch ein Beweis. Petra hat bestimmt noch nie mit 'nem Typen gepennt. Das wüsste ich. Und außerdem darf sie ja sowieso fast nie raus. Und am Dienstagnachmittag habe ich sie auf der Straße getroffen.«

»Am Nachmittag«, fährt Fabian dazwischen, »das soll aber Abend gewesen sein, und wieso gerade Halef? Ruth, glaubst du, der lauert abends auf der Straße rum und lockt Mädchen in seine Wohnung? Mensch, du kennst den doch auch. Traust du dem so was zu?«

»Eigentlich nicht. Aber wer weiß ... Vielleicht ist Petra ja freiwillig mit ihm gegangen?«, überlegt Ruth.

»Und hat sich dann die Sache mit der Vergewaltigung ausgedacht?«, platze ich heraus. »Also, echt. Die kennen sich doch kaum, nur so'n bisschen aus der Schule. Da kennst du die Petra aber schlecht. Und was ist mit den Striemen? Die habe ich mit eigenen Augen gesehen. Das hat sie sich mit Sicherheit nicht ausgedacht. Und ...«

»Jetzt passt mal auf«, unterbricht mich Ruth und stellt die Teller zusammen. »Fabian wäscht ab und ich versuche einen Anwalt zu erreichen. Ich ruf den Altenheimer an. Entweder kann er sich selber drum kümmern oder er kennt einen Kollegen. Und dann warten wir mal ab, was wirklich Sache ist. Vielleicht ist das alles nur ein Irrtum.«

Aber es ist kein Irrtum. Heute Nachmittag war Fabian beim Anwalt, und der hat ihm erzählt, was er herausgefunden hat. Er hat Halef besucht und sich bereit erklärt, die Verteidigung zu übernehmen. Halef hat zunächst alles vehement abgestritten. Erst als ihm vorgehalten wurde, dass der Hauswart aus seinem Haus am Dienstagabend gesehen hat, wie Petra »mit dem Türken« ins Haus gegangen ist – er führt nämlich jeden Abend kurz vor den Tagesthemen seinen Hund aus, und er hat beide genau erkannt, denn die Tochter vom Wollank, die kennt doch jeder in der Straße. Der Hauswart konnte sich deswegen so gut erinnern, weil er sich gefragt hat, ob der Wollank weiß, dass seine Petra um diese Zeit mit einem Türkenjungen unterwegs ist. Dann hat Halef zugegeben, dass Petra bei ihm war, Dienstagnacht. Aber er habe ihr nichts getan, »absolut überhaupt gar nichts«. Weder geschlagen noch vergewaltigt. Er könne sich nicht erklären, wie Petra dazu komme, so etwas zu sagen. Aber alles Abstreiten hat nichts genützt. Ein Haftbefehl wurde ausgesprochen. Halef sitzt in Untersuchungshaft, bis der Prozess beginnt. Und das kann dauern, hat der Anwalt gesagt.

In der Schule war der Teufel los. Die Sache hatte sich im Nu herumgesprochen. Petra war nicht da. Ich wäre an ihrer Stelle auch nicht gekommen. Wenn ich mir nur vorstelle, wie mich alle angucken, um rauszukriegen, wie eine aussieht, die vergewaltigt worden ist. Ich hatte auch das Gefühl, dass sich die Türken zurückzogen, jedenfalls waren Deutsche und Türken noch mehr getrennt als sonst. Sogar die türkischen Mädchen sonderten sich ab. Jeder schien in einer Art Lauerstellung zu verharren.

Da keiner was Genaues wusste, flogen die wildesten Gerüchte herum. Wer beim Sport die Striemen auf Petras Rücken gesehen hatte, war von Halefs Schuld fest überzeugt. Ich ja auch, aber als dann plötzlich Sätze fielen wie: »Für einen Türken sind deutsche Mädchen sowieso alle Nutten. Ihre eigenen Mädchen hüten sie, aber sie selber toben sich aus, im Puff oder sonst wo«, wurde mir ganz unheimlich. Natürlich war da was dran. Ich wusste von Fabian, dass vor allem türkische Jungs manchmal in den Puff gehen. Er selber ist vor kurzem sogar einmal mitgegangen. Ganz in der Nähe von uns war das, in einer Wohnung im ersten Stock. Ich hab mir von ihm ganz genau erzählen lassen, wie das war. Gleich wenn man reinkommt, im Flur, ist eine Bar und da werden Drinks serviert und dann die Mädchen, ja, auch »serviert«. Fabian hat ein Bier getrunken und ist dann wieder raus – sagt er jedenfalls, aber ich glaube ihm das auch. Eklig und unwürdig fand er es, aber die Typen, mit denen er da war, sind geblieben. Einige hatten sogar das Geld von ihrem Vater. Ob Halef dabei war?

Die Einzige, mit der ich heute in Ruhe reden konnte, war Biggi. Die drängte mich doch den Röttges zu fragen, was denn geschehen sei, nachdem er beim Wollank war. Der muss doch wissen, was Petra gesagt hat. Aber ich habe mich nicht getraut. Vielleicht wollte ich auch die Wahrheit nicht wissen, denn immer, wenn ich Fabian sah, im Flur oder in der Mensa, dann tauchte auch Halefs Gesicht vor mir auf und seine kohlschwarzen Augen und ich musste an unsere Verabredung für die Fete morgen Abend denken. Vielleicht hätte er mich dann auch in seine Wohnung gelockt? Blödsinn. Aber Petra hat doch nicht gelogen. Warum sollte sie? Was hätte sie für einen Grund, Halef anzuschwärzen? Die ist doch nicht mit ihm in die Wohnung, um mal eben 'ne Runde zu vögeln. Nicht Petra. So schüchtern und zurückhaltend, wie die ist.

6

Am Abend ist Ruth mit Erhard weggegangen. Das ist ihr Freund, seit Jahren schon. Zusammen wohnen wollen sie aber trotzdem nicht. Bei uns wäre sowieso kein Platz. Ein ulkiger Vogel, der Erhard, ich mag ihn ganz gerne, vor allem, weil er nie versucht hat, Vaterersatz zu spielen oder irgendein Erziehungsprogramm durchzuziehen. Dafür ist er auch gar nicht der Typ. Ruth zankt manchmal mit ihm rum, weil er in ihren Augen den ewig Jugendlichen spielt. Er fährt schon seit Jahren Taxi. Nach seiner Elektrikerlehre hat er zwar das Abitur nachgemacht und studiert, aber dann hatte er keinen Bock, sich in das bürgerliche Leben einzuklinken, wie er immer sagt. Und von seiner Musik alleine kann er nicht leben. Er spielt nämlich in einer Band, gar nicht mal schlecht, obwohl ich auf Jazz nicht so stehe. Ruth und Erhard sind manchmal wie Katz und Hund und verstricken sich in endlose Diskussionen, aber im Großen und Ganzen läuft's wohl ganz gut, jedenfalls soweit ich das beurteilen kann. Vielleicht liegt es daran, dass sie nicht so eng aufeinander kleben wie Ruth und mein Vater damals.

Fabian ist heute Abend auch nicht da. Er ist, glaube ich, zu Halefs Eltern gegangen oder auch zu Halefs Bruder Ercan. Also bin ich wieder mal alleine. Wie mich das nervt, dass nie jemand da ist! Ruth könnte ruhig öfter zu Hause sein. Aber das war eigentlich schon immer so – sie hat gemacht, was sie für richtig hielt, was sie wollte. Ich will nun nicht gerade behaupten, sie hätte uns vernachlässigt, ich weiß auch gar nicht mehr, wie das war, als wir ganz klein waren. Aber ich kann mich noch gut an die ersten Grundschuljahre erinnern, als wir abends oft alleine ins Bett mussten. Meistens hab ich dann bei Fabian geschlafen oder er bei mir, immerhin hatten wir uns ja beide. Und komischerweise haben wir uns nie gezankt, wenn Ruth weg war. Als hätten wir einen Pakt geschlossen – Frieden bei Gefahr oder so. An die Zeit, als Tom, unser Vater, noch bei uns gewohnt hat, kann ich mich nicht mehr erinnern.

Ich habe zu nichts Lust. Wie stickig die Luft in der Küche ist. Halef hat neulich seine Zigaretten liegen lassen. Fabian hat sie oben auf den Küchenschrank gelegt, ich hab's aber gesehen. Ich fische mir eine Zigarette aus der Schachtel und reiße das Küchenfenster auf. Ich lehne mich hinaus und stecke die Zigarette an. Der erste Zug haut mich jedes Mal um. Im Kopf ist mir ganz trieselig, die Bronchien sind leicht unentschlossen, ob sie gleich oder später die Flimmerhärchen aktivieren sollen, um den Dreck rauszuhusten. Verrückt, diese Qualmerei! Ich muss damit aufhören, sonst häng ich noch an der Kippe wie andere an der Nadel. Das geht schneller, als man denkt. Von denen, die auf der ersten Klassenreise in der

Siebten bloß so aus Quatsch gequalmt haben, sind einige inzwischen echt drauf, Biggi zum Beispiel und Petra. Manche brauchen eine Schachtel am Tag. Was das allein kostet. Ich kaufe mir nie Zigaretten, ab und zu schnorre ich mal eine. Das reicht.

Die Luft draußen ist angenehm mild, es scheint wirklich ernst zu werden mit dem Frühling. Im Hof blühen die Tulpen, der Rasen schimmert grün, die Linde zeigt die ersten zarten Blätter. Trotzdem kann ich mir noch nicht vorstellen, wie es aussehen wird, wenn alle Bäume richtig grün sind. So wie ich im Sommer nie begreifen kann, dass im Winter alles kahl sein wird. Ich glaub, ich bin so ein Mensch, der's nimmt, wie's kommt. Ist es kalt, zieh ich eine Jacke an, ist es warm, recke ich die Nase in die Sonne. Bin ich auch sonst so, ich meine, dass ich mich einfach an alles anpasse? Das wäre ja grässlich. Aber am Wetter kann man doch nichts ändern, wirklich nicht.

Der Hof da unten sieht nicht besonders gepflegt aus. Unsere Hauswartsleute sind öfter blau als nüchtern. Alle paar Wochen starten sie mal eine Großaktion, jäten und sprengen und räumen und putzen, und dann ist wieder für eine Weile Schluss. Dagegen der Hof nebenan! Der Hauswart ist Afrikaner, aber wenn man ihn nicht sehen könnte, würde man ihn für den deutschesten aller Deutschen halten. Jede Woche – ach, jeden Tag – wuselt er im Hof herum, ein großer Mann, bestimmt schon über vierzig. Er schrubbt die Fußmatten, fegt den Hof, harkt die kleinen Wege in dem winzigen grünen Teil des Hofes, dessen Mitte eine Rasenfläche ziert – alle Halme sind stets ordentlich gestutzt – und drum herum Beete mit Blumen je nach Jahreszeit. Die Krönung ist ein Wetterhahn, der sich nach dem Wind dreht. Ich gucke dem Mann oft von oben zu. Da kann man wirklich lernen, wie man systematisch und ordentlich arbeitet. Trotzdem – unser Hof gefällt mir besser. Im wilden Wiesenstückchen unter der Linde stehen Stühle und ein Tisch und manchmal sitzt da sogar jemand. Heute Abend ist aber alles ruhig, nur die Amsel hockt oben auf der Fernsehantenne und schmettert ihr Lied in den Hof.

Ich drücke die Kippe auf dem Fensterbrett aus und schmeiße sie in den Müll. Und jetzt? Ich greife nach der Zeitung. Aber es hat keinen Zweck. Das sind alles bloß Ablenkungsmanöver, denn eigentlich geht mir dauernd die Geschichte mit Halef und Petra im Kopf herum. Wie eine endlose Spirale. Es gibt keinen Anfang, kein Ende, ich weiß einfach zu wenig.

Vielleicht hätte ich doch mit dem Röttges sprechen sollen. Der muss doch wissen, was los war, denn erst nach seinem Besuch bei Wollanks wurde Halef verhaftet. Ich raffe mich auf und gehe zum Telefon. Erst rufe ich Biggi an. Klar, meint die, ruf ihn doch an, ich hab seine Nummer. Röttges ist Biggis Tutor, und sie meint, der ist schon in Ordnung, auch wenn er immer einen auf streng macht. Also gut, ich wähle die Nummer.

»Hallo!«, sagt eine weibliche Stimme.

»Ich möchte bitte Herrn Röttges sprechen. Mein Name ist Rebecca, ich bin in seinem Sportkurs.«

»Moment bitte – Wolf, Telefon! Eine Schülerin von dir!«

Geraschel, Schritte, dann ist er dran. »Röttges?«

»Ja, hier ist Rebecca, aus dem Sportkurs. Ich … also, ich bin … Petra ist meine Freundin. Und gestern ist Halef verhaftet worden, weil … Na ja, ich hab gesehen, wie Sie zum Wollank, also zu Petras Vater gegangen sind, und ich wollte fragen … Ich meine, was hat Petra denn gesagt? Petra war heute nicht in der Schule.«

»Eine scheußliche Geschichte. Kennst du die Familie ein bisschen näher?«

»Ein bisschen. Ich war mit Petra in der Grundschule, früher waren wir oft zusammen. Aber jetzt muss sie viel helfen, in der Kneipe. Mehr weiß ich auch nicht. Wieso?«

»Ach, ich … Petra war so verschüchtert. Aber das dürfte einen eigentlich nicht wundern …« Er spricht, als grüble er vor sich hin.

»Bitte, sagen Sie mir … was hat Petra gesagt?«

»Ich weiß nicht … Warum fragst du sie nicht selber?«

»Ich … bitte, ich kann einfach nicht glauben, dass Halef … Ich kenne Halef, und …«

»Tja, es scheint keinen Zweifel zu geben. Also, gut, ich sag dir, was ich erfahren habe: Als ich den Vater auf die Striemen auf Petras Rücken ansprach, ging er sofort mit mir rüber in die Wohnung, ließ sich Petras Rücken zeigen – vor meinen Augen – und stellte Petra zur Rede. Da hab ich mich über mich selber geärgert, dass ich nicht mit der Mutter gesprochen habe. Aber irgendwie hatte ich gedacht, der Vater wäre an der Sache beteiligt, dass er sie vielleicht verprügelt hat. Aber der war völlig außer sich, als er die Striemen sah. Petra wirkte ausgesprochen verstört und konnte erst überhaupt nichts sagen. Doch ihr Vater ließ nicht locker. Wer hat dich so zugerichtet? Wer war das? Total empört. Und dann kam Folgendes heraus: Petra wollte am Dienstagabend zu Michaela gehn, weil sie mit ihren Matheaufgaben nicht klarkam – und da sie abends nicht raus darf, ist sie heimlich aus dem Haus. Michaela aus ihrem Mathekurs wohnt schräg gegenüber, im selben Haus wie Halef. Aber sie war nicht da. Und auf dem Rückweg hat Petra Halef getroffen. Den kennt sie von der Schule – der ist mit deinem Bruder befreundet, nicht wahr? Ich hab die beiden im Deutschkurs. Tja, und Halef meinte dann, er könne Petra das auch erklären. Und deshalb ist sie mit ihm mitgegangen. Warum auch nicht. Aber du hättest mal den Vater hören sollen! Wie der seine Tochter beschimpft hat. Und das Schlimmste schien für ihn zu sein, dass sie mit einem Türken mitgegangen ist. ›Weißt du denn nicht, dass die's nur auf deutsche Frauen abgesehen haben?‹, hat der sie allen Ernstes gefragt. Petra hat immer nur still auf die Erde geguckt. Und plötzlich sagte er dann ganz leise: ›Und was hat dieser Kerl mit dir angestellt?‹ Petra hat nur vor sich hingestarrt und geflüstert:

›Geschlagen hat er mich.‹ Das Mädchen hat mir furchtbar Leid getan, aber dann habe ich mich gefragt, aus welchem Grund hat Halef sie so verprügelt? Was war da zwischen den beiden? Und schon bellte der Vater wieder los: ›Petra, guck mich an! Das war doch nicht alles! Guck mir in die Augen! Was hat dieses Türkenschwein noch mit dir gemacht?‹ Ganz kurz hat sie aufgeschaut, ihrem Vater ins Gesicht gesehen. Und dann hat sie kaum hörbar gemurmelt: ›Und vergewaltigt.‹ Grauenvoll. Das arme Mädchen. Sie sagte noch, Halef habe sie in der Wohnung eingesperrt, aber nachdem er morgens in die Schule gegangen sei, habe sie rausgekonnt und sich heimlich zu Hause eingeschlichen. Sie habe sich nicht getraut, ihren Eltern was zu erzählen, weil sie doch am Abend heimlich weggegangen war. Und außerdem habe Halef ihr gedroht. Als die Geschichte raus war, hat ihr Vater getobt wie ein Wilder. Ich war nur noch ein Statist. Ein scheußliches Gefühl. Ich habe dann dem Vater dringend geraten, mit Petra zur Polizei zu gehen, so was dürfe man nicht auf sich beruhen lassen. Erst wollte er nicht. Nachher habe er die ganze Sippe auf dem Hals. Man wisse doch, wie locker denen die Messer sitzen. Für die zählten deutsche Frauen doch gar nichts. Und Petra hat geflüstert: ›Nein, nicht zur Polizei.‹ Aber dann hat er wohl doch die Polizei gerufen.«

»Und die haben Halef verhaftet«, füge ich hinzu, als wollte ich die Geschichte zu einem ordentlichen Ende bringen.

Direkt nach dem Telefongespräch gehe ich ins Bett, lege eine AC/DC-Platte auf und lasse mich voll dröhnen. Aber es nützt nichts, ich kann nicht abschalten. Ich versuche mir immer vorzustellen, wie Halef Petra mit dem Gürtel schlägt und dann … Nein, da streikt meine Phantasie.

Ich habe noch nie mit einem Typen geschlafen. Natürlich weiß ich, wie das geht, aber ich hab's noch nie gemacht. Mit Michael habe ich zwar spitzenmäßig geknutscht und gefummelt, wir konnten gar nicht genug voneinander kriegen, aber »richtigen« Geschlechtsverkehr – was für ein abtörnendes Wort! – hatten wir nicht. Nur einmal, da wäre es fast so weit gekommen und ich hätte es auch gemacht. Neugierig war ich schon. Wir waren im Grunewald, mit den Rädern rausgefahren. Es war ein warmer Tag Ende September. Wir hatten beide die letzten Stunden geschwänzt und lagen dann auf einer kleinen Lichtung in einer Schonung, wo garantiert keiner vorbeikommt, haben was gegessen und getrunken und ausgiebig rumgeschmust. »Du, wollen wir's nicht mal richtig machen?«, hat Michael nach 'ner Weile gefragt, aber in dem Moment merkte ich, dass wir mitten in einem Ameisenhaufen lagen. Wir mussten erst mal lachen, zogen ein Stück weiter und pulten uns gegenseitig die Ameisen aus den Sachen. Und dabei lief bei mir ein richtiger Film ab, von wegen Entjungferung und Aids und wenn ich nun schwanger werde, aber andererseits war ich ganz kribbelig und aufgedreht. Ich stand wie unter Dampf und Michael auch. »Aber ich will nicht schwanger werden«, meinte ich dann zwischen zwei Küssen, »und aufpassen ist nicht. So ist Fabian nämlich geboren.« Da wurde Michael ganz verlegen und meinte, er hätte »zufällig« einen Gummi dabei. Na so was, dachte ich, was für ein Zufall. Wahrscheinlich hatte er das alles richtig geplant, aber das war mir egal. Wir zerrten uns die paar Klamotten runter, die wir noch anhatten, etwas hastig und ein bisschen verlegen, weil wir das noch nie gemacht hatten, er drehte sich zur Seite und zog den Gummi drüber. Aber das war's dann auch. Der Gummi hatte nämlich schon nach kurzer Zeit keine Stütze mehr – aus war der Traum vom ersten Mal! Ich glaube nämlich, er hatte das auch noch nie gemacht. Alles in allem war es trotzdem ein schöner Nachmittag gewesen – für mich jedenfalls. Allein das Gefühl seiner nackten Haut auf meiner, so von oben bis unten. Aber er hat diese Panne wohl nie richtig verwunden, denn wir haben es nicht wieder versucht. Und kurz vor Weihnachten ist unsere Beziehung dann auseinander gegangen, ist einfach so weggeläppert, die Spannung war verpufft. Ich war auch nicht beleidigt, als es zu Ende war. Nur ein ganz kleines bisschen traurig, dass ich niemanden mehr zum Schmusen hatte – denn darin war Michael großartig.

Wenn ich mir vorstelle, dass ich in den Halef verguckt war … War oder bin? In so einen Scheißkerl! So was Blindes! Aber woher sollte ich denn wissen, dass der so einer ist. Petra wäre doch auch nicht mit ihm in die Wohnung gegangen, wenn sie nur das Geringste geahnt hätte. Aber Fabian? Wenn Halef so was draufhat, dann muss Fabian das doch irgendwie gemerkt haben, durch Sprüche oder Witze oder was weiß ich. Die Jungs reden bestimmt genauso wie wir untereinander über so was und erzählen sich ihre Storys. In einem Buch habe ich gelesen, dass Jungs auch zusammen wichsen. Auch die, die nicht schwul sind.

Ruth hat uns aufgeklärt, schon sehr früh, und zusätzlich hat sie uns mit einem Sammelsurium an Aufklärungsbüchern versorgt. Aber Bücher sind eben doch was anderes als das Leben. Seit neuestem bleibt Fabians Freundin Tina auch über Nacht bei ihm. Am ersten Morgen war's den beiden ein bisschen peinlich. Ich muss gestehen, ich hab auch leicht gegrinst, aber inzwischen ist das ganz selbstverständlich. So was läuft in türkischen Familien natürlich nicht. Abgesehen davon, dass bei denen die meisten Jugendlichen sowieso kein eigenes Zimmer haben, geht das von der Moral her auf keinen Fall. Da können die Eltern noch so aufgeschlossen sein. Ich habe Ruth damals die Geschichte mit Michael erzählt – sie hat gelacht und mir erzählt, das wäre ihr auch schon mal passiert, beziehungsweise Tom, unserem Vater.

Aber bei Petra war das ja ganz anders. Es muss einfach widerwärtig sein, wenn sich jemand auf dich raufschmeißt und dann … dann wirst du benutzt wie eine

Gummipuppe. Ich male mir das eher nicht aus. Ekelhaft muss das sein. Vielleicht so ähnlich wie damals im Schwimmbad, obwohl das eigentlich nichts war. Ich glaube, ich war elf, jedenfalls noch in der Grundschule. Wir sind im Sommer mit unserer Clique fast jeden Tag ins Schwimmbad gegangen, bei jedem Wetter. Einer der Bademeister, so 'n älterer Typ, der war immer ganz nett zu uns. Er war auch oft da, wenn er keinen Dienst hatte, und machte uns manchmal den Einer auf, an dem sonst nur die Kunstspringer üben durften, und brachte uns richtige Kunstsprünge bei. Der hatte echt Ahnung. Einmal waren wir nur zu dritt gekommen und das Bad war ziemlich leer. Der Bademeister – Wolle sollten wir ihn nennen – machte mit, als wir im Nichtschwimmer Ball spielten. Zwei warfen sich den Ball zu, und die beiden anderen mussten versuchen, den Ball abzufangen. Klar, dass man dabei möglichst nah bei demjenigen steht, dem der Ball zugeworfen wird. Und das war in meinem Fall dieser Wolle. Ich stehe vor ihm und plötzlich zieht er mich von hinten mit beiden Händen an sich ran und fasst mir dann zwischen die Beine. Erst kann ich überhaupt nicht reagieren. Ich merke, wie mir das Blut in den Kopf schießt, dann packe ich seine Arme und mache mich los, lasse mich kopfüber ins Wasser fallen und schwimme weg. Am liebsten wäre ich gar nicht wieder aufgetaucht. Ich dreh mich auch nicht um, als ich aus dem Wasser steige und die anderen mir empört hinterherrufen. Ich höre noch was von Spielverderberin, aber es dringt gar nicht in mein Bewusstsein. Ich habe mich so geschämt! Dieser gierige Griff – und keiner hat's gemerkt. Dass ich das einfach so hinnehme, schien gar keine Frage. Nichts habe ich gesagt, keinen Ton. Bin raus aus dem Wasser, hab mich angezogen und bin verduftet. Ich hatte das Gefühl, mein Gesicht brennt. Wie kommt der dazu, mich, gerade mich anzufassen? Was hab ich denn gemacht?

Dann fiel mir ein, dass der Wolle auch einmal in die Umkleidekabine gekommen war – ganz aus Versehen. Er hat sich vielmals entschuldigt, aber auch gemeint: »Nu habt euch doch nicht so, Kinder.« Wir waren ja noch Kinder damals. Und ich hab mir gar nichts dabei gedacht. Von Gewalt gegen Frauen hatte ich zwar schon gehört, aber dass dieses hinterhältige Antatschen auch eine Form von Gewalt ist, war mir damals überhaupt nicht klar. Ich habe niemandem davon erzählt, sogar mit Ruth konnte ich nicht darüber sprechen, hab's einfach ganz schnell weggeschoben und vergessen. Allerdings war das Schwimmbadvergnügen erst mal vorbei. Ich glaube, ich denke heute zum ersten Mal wieder an diese Szene. Und spüre dieselbe Scham wie damals.

Morgens um neun schlappe ich in die Küche und setze Wasser auf. Ruths Tür ist noch zu, bestimmt ist Erhard da. Aber Fabian scheint weg zu sein, seine Zimmertür steht auf, sein Schlüssel hängt nicht an der Tür. Die Sache mit Halef muss für ihn ein ziemlicher Schlag sein.

Halef ist – oder war? – schließlich sein bester Freund. Aber das kann er doch jetzt nicht mehr sein, nicht, nachdem glasklar ist, was Halef getan hat.

Auf dem Küchentisch liegt die aufgeschlagene Zeitung, aber Fabian hat wohl nicht gefrühstückt. Vielleicht ist er Brötchen holen. Ob in der Zeitung was über Halef steht? Tatsächlich, eine kurze Notiz unter Polizeibericht:

Wie erst gestern bekannt wurde, ist am Donnerstagabend ein 18-jähriger Oberschüler türkischer Nationalität verhaftet worden. Er soll eine 16-jährige Mitschülerin in seine Wohnung gelockt, geschlagen und vergewaltigt haben. Ein Haftbefehl wurde ausgesprochen. Der Beschuldigte streitet alle Vorwürfe ab.

Ich gehe ins Bad und stelle mich unter die Dusche. An die Zeitungen habe ich noch gar nicht gedacht. Das muss doch für die ein gefundenes Fressen sein. Ob jetzt die Reporter Petra auflauern und sie auszuquetschen versuchen?

Als ich in die Küche komme, ist Fabian zurück und gießt den Tee auf. »Guck dir das an!«, sagt er und deutet mit dem Kopf zum Tisch hinüber. Dort liegt ein Stapel Zeitungen.

GEQUÄLT, GESCHLAGEN, VERGEWALTIGT steht in fetten Balken auf einer Titelseite. Und darunter ganz groß: *Kreuzberg, Dienstagabend: Der Türke Halef Ö.*

lockt 16-jährige deutsche Schülerin in seine Wohnung und tobt sich eine Nacht lang an ihr aus. Und weiter: *»Es war ein Alptraum«, sagt die schüchterne Petra W., »dabei wollte er mir doch bei meinen Matheaufgaben helfen.« Mit dem Gürtel hat der 18-jährige Oberschüler das Mädchen so lange geschlagen, bis es nicht mehr gewagt hat, sich zu wehren. Erst am Morgen konnte Petra entkommen – Halef Ö. war seelenruhig zur Schule gegangen.* Und daneben ein kleines Passbild von Halef. Wo die das herhaben?

»Lies den Kommentar daneben.«

Wieder ein grauenvoller Fall von Vergewaltigung in unserer Stadt. Ein unschuldiges 16-jähriges Mädchen war diesmal das Opfer. Und der Täter? Ein junger Türke, dessen Religion verlangt, dass die Frauen unbescholten in die Ehe gehen, dass Frauen und Mädchen ihren Kopf verschleiern, dass Väter und Brüder eifersüchtig die Ehre ihrer Töchter und Schwestern hüten. Wohlgemerkt – die Ehre ihrer eigenen Frauen. Deutsche Frauen, die sich frei kleiden, wie sie es wollen, allein auf die Straße gehen, werden so zum Freiwild für ausschweifende Phantasien und Gewalttaten halbwüchsiger Türken. Dies ist ja nicht der erste Fall. Damit muss endlich Schluss sein. Wir können nicht zulassen, dass sich orientalische Bräuche bei uns breit machen. Wer sich nicht an unsere deutschen Verhältnisse anpassen will, soll gefälligst dorthin gehen, wo er herkommt. In diesem Fall muss aber erst die Justiz zu Wort kommen – ein abschreckendes, drastisches Urteil wird zur Sicherheit unserer Straßen beitragen.

Das reicht. Die anderen Zeitungen erspare ich mir. Die spinnen wohl! Als gäbe es sonst keine Vergewaltigungen! Da kochen die nebenbei noch ihr Süppchen gegen die Türken beziehungsweise gegen die Moslems. Und das klingt alles so glatt, so stimmig. Zum Kotzen. Mit Halef und Petra hat das überhaupt nichts zu tun.

Fabian hat auch Brötchen mitgebracht. Ich schiebe die Zeitungen zur Seite und decke den Tisch.

»Rebecca, glaubst du wirklich, dass Halef das getan hat?«, fragt mich Fabian vorsichtig.

Ich muss jetzt aufpassen, dass ich nicht wütend werde. Ich will mit ihm reden, in Ruhe, der Sache auf die Spur kommen, auch unseren Gefühlen. Ich erzähle ihm so nüchtern wie möglich, was ich von Röttges erfahren habe. »Wie soll es denn sonst gewesen sein, Fabian? Meinst du, so eine Vergewaltigung denkt man sich einfach aus? Kannst du dir vorstellen, wie das ist, vergewaltigt zu werden?«

»Nein – höchstens ahnen. Früher, als ich kleiner war, da haben mich im Schwimmbad unter der Dusche manchmal Typen so angestiert, dass mir ganz anders wurde. Da hab ich echt Schiss gehabt. Aber – ich kann mir einfach nicht vorstellen, dass mein Freund Halef die Petra oder sonst wen vergewaltigt. Der doch nicht! Bloß weil er ein Türke ist, traut ihm das jeder gleich zu. Du hättest mal erleben sollen, wie sich gestern Abend diese Reporter aufgedrängt haben! Sensationsgeil bis zum Gehtnichtmehr. Ercan und ich hatten Mühe, sie zum Teufel zu jagen. Und trotzdem haben sie irgendwie das Bild ergattert. Warum soll gerade Halef ein Mädchen vergewaltigen? Traust du mir das auch zu?«

»Dir? – Nein, natürlich nicht. Dich kenne ich aber auch viel besser als Halef. Und wenn es Halef nicht war, dann heißt das doch, dass Petra lügt. Das ist wieder mal ganz typisch. Die Männer sagen, Frauen denken sich so was einfach aus. Oder sie haben es drauf angelegt – das kommt bestimmt auch noch. Schließlich ist Petra ja freiwillig mit Halef mitgegangen.«

»Die Männer! Ich bin auch ein Mann. Es sind doch nicht alle Männer gleich!«

»Dann erklär mir doch mal, warum sich Petra so eine Geschichte ausdenken sollte.«

»Aus Angst vor ihrem Vater zum Beispiel.«

»Aber der hat doch gar nicht gewusst, dass sie bei Halef war.«

»Und die Striemen? Petra musste doch erklären, wo die her waren.«

»Und wo sind die Striemen denn her? Wenn es nicht Halef war, wer dann? Wer soll denn dieser geheimnisvolle Dritte sein? Und sie war doch bei Halef in der Wohnung. Und – jetzt fällt's mir wieder ein – am Mittwoch hat sich Halef in der Schule sehr komisch benommen. Er hat mich in der Mensa gefragt, ob ich Petra gesehen hätte. Das ist doch ein merkwürdiger Zufall, oder? Noch nie hat der mich nach Petra gefragt. Die kennen sich doch nur flüchtig.«

Fabian schweigt. Es hat keinen Sinn, so kommen wir nicht weiter. Ich muss mit Petra sprechen. Wenn sie mir dasselbe erzählt wie Röttges und ihrem Vater, dann ist für mich die Sache klar.

7

Um zwölf macht die »Destille« auf. Ich gehe erst in den Hof und klopfe an Petras Fenster. Keine Reaktion. Dann klingle ich an der Wohnungstür. Keiner macht auf. Sind wohl alle vorne. Ohne lange zu überlegen, gehe ich in die Kneipe.

Wollank steht hinterm Tresen. »Hallo, Rebecca«, sagt er freundlich.

»Tag, Herr Wollank«, antworte ich brav. »Ich wollte fragen, ob Petra da ist.«

»Weißt du, was passiert ist?«

Ich nicke.

»Diese verdammten Türken! Wir haben Petra zu ihrer Tante nach Bremen geschickt. Das Mädchen steht ja völlig unter Schock. Da kann sie sich erst mal beruhigen.«

»Haben Sie die Telefonnummer? Ich würde sie gerne mal anrufen.«

»Ist nett von dir, aber ich weiß nicht, ob das gut ist. Sie soll jetzt erst mal alles vergessen.«

Draußen vor der Tür kommt mir Andrea, Petras kleine Schwester, entgegen. »Hast du die Telefonnummer von eurer Tante in Bremen?«, frage ich.

»Nee. Du sollst Petra in Ruhe lassen. Du bist doch auch bloß 'ne Freundin von diesem Türkenschwein.«

Was soll ich da noch sagen?

Und jetzt? Ich gehe zu Michaela! Wenn die wirklich am Dienstagabend nicht zu Hause war, dann stimmt wenigstens der Teil der Geschichte.

Er stimmt. Michaela war an jenem Abend mit ihren Eltern bei der Oma zum Geburtstag, erst gegen dreiundzwanzig Uhr sind sie zurückgekommen. Also kann Petra nicht gelogen haben. Wieso muss ich überhaupt beweisen, dass Petra nicht gelogen hat? So ein Quatsch. Wenn ich doch bloß mit Petra reden könnte!

Als ich nach Hause komme, sitzen Fabian und Tina in der Küche. Bin mal gespannt, was Tina zu der Sache sagt. Ich hole eine Flasche Sprudel aus dem Kühlschrank und setze mich dazu.

»Jeder Mensch hat ein Recht auf Verteidigung«, sagt Fabian beinahe beschwörend. »Auch ein Vergewaltiger! Abgesehen davon, dass Halef keiner ist.«

»Aber das läuft doch darauf hinaus, dass du nachweisen musst, dass Petra gelogen hat«, sagt Tina leicht gereizt. Und dann, wesentlich freundlicher: »Hallo, Rebecca. Hast du was von Petra gehört?«

»Nein, ich war in der Kneipe, und ihr Vater hat gesagt, sie ist in Bremen bei einer Tante. Wegen dem Schock. Aber ihre Telefonnummer hat er mir nicht gegeben. Sie soll erst mal ihre Ruhe haben.«

»Puh!« Tina schüttelt sich, sie nimmt die Brille ab, legt sie vor sich auf den Tisch und reibt sich die Augen.

Als ob sie schrecklich müde wäre. »Kein Wunder. Nach so einem Erlebnis. Ich möchte nicht wissen, wie ich mich fühlen würde.«

»Aber Tina.« Fabian legt seine Hand auf Tinas Arm. »Noch ist doch nichts bewiesen, solange Halef alles abstreitet. Ich habe vorhin mit seinem Anwalt telefoniert und eins ist klar: Petra ist nicht mehr Jungfrau, aber Spermien hat man nicht nachweisen können. Der Anwalt hat gesagt, er versteht auch nicht, warum sie erst am Freitag untersucht worden ist. Im Protokoll steht, am Donnerstagabend ist sie so verstört gewesen, dass sie auf die Ärztin nur hysterisch reagiert hat. Das und die Striemen und die Aussage vom Hauswart – das hat für den Haftbefehl gereicht. Halef bleibt im Knast. Mann, eh, ich könnte ausklinken!«

»Wenn Petra nicht mehr Jungfrau ist, dann muss er es gewesen sein«, sage ich. »Ich lege meine Hand dafür ins Feuer, dass Petra noch nie mit einem geschlafen hat.«

»Wirklich?«, fragt Fabian zweifelnd.

»Siehst du, da geht's schon los!«, fährt Tina auf. »Wenn du beweisen willst, dass es Halef nicht war, dann musst du rausfinden, ob Petra schon Geschlechtsverkehr hatte, mit wem und so weiter.«

»Nein, Halef muss nicht beweisen, dass er es nicht war. Der Staatsanwalt muss beweisen, dass er es war. So rum läuft das. Das haben wir doch in der Schule durchgekaut.«

»Na und, die Schnüffelei bleibt die gleiche.«

Schweigen.

»Aber Fabian«, versuche ich. »Wer soll es denn sonst gewesen sein? Klar ist, sie war in der Nacht bei ihm, hat er ja selber gesagt. Und ich weiß hundertprozentig genau, dass sie noch nie mit 'nem Typen geschlafen hat.«

»Und wenn sie's freiwillig getan hat mit Halef? Der sieht doch gut aus, der Typ!« Fabian grinst etwas unsicher.

»Also komm – glaubst du das echt? Warum sagt er das dann nicht – damit könnte er sich doch verteidigen?« Fabian klammert sich aber auch an jeden Strohhalm.

»Also – wenn ich Rechtsanwältin wäre, ich würde keinen Vergewaltiger verteidigen«, meint Tina.

»Aber du musst doch erst mal rausfinden, ob er überhaupt einer ist. Und irgendjemand muss das ja. Außerdem ist jeder, der vor Gericht steht, erst mal unschuldig – bis zum Urteil. Und selbst wenn – jetzt bloß mal angenommen, das ist natürlich Quatsch –, aber gesetzt den Fall, es war Halef, dann hat er doch ein Recht darauf, dass ihn jemand vor Gericht vertritt, alles aufklären hilft, warum und wieso und so.«

»Dann soll er gefälligst sagen, was war, und damit hat's sich. Dann bleibt Petra alles erspart. Wenn aber die ganze Geschichte vor Gericht noch mal aufgewühlt wird, weil er nichts sagt, das ist ja fast wie eine zweite Vergewaltigung! Das geht dann alles auf Petras Kosten!«, sagt Tina. »Da wird jedes Detail rausgepopelt. Grässlich.«

»Aber wenn's darum geht, Halefs Unschuld zu beweisen, muss man rauskriegen, ob Petras Geschichte stimmt, da geht kein Weg dran vorbei. Und er ist unschuldig, basta.« Fabian steht mit einem Ruck auf und holt eine Flasche Bier aus dem Kühlschrank.

»Aber Fabian«, sage ich. »Petras Geschichte stimmt! Ich war vorhin bei Michaela, und die war am Dienstagabend wirklich nicht zu Hause, als Petra wegen Mathe zu ihr wollte.«

Fabian setzt sich, gießt das Bier ins Glas und nimmt einen kräftigen Schluck. Dann steht er wieder auf, wirft den Kronkorken in den Müll, wischt den Tisch ab, wo der Schaum übergelaufen war, schmeißt den Lappen in die Spüle.

»Vielleicht deckt er ja einen anderen?«, überlegt Tina.

»Warum sollte er?«

Warum, wieso, weshalb. Es gibt keine Antwort. Ich verziehe mich in mein Zimmer und packe meine Sportsachen zusammen. Heute Nachmittag ist Volleyballturnier. Da kann ich erst mal abschalten. Und auf die Fete heute Abend geh ich nicht. Auf keine von beiden, weder zu der in der Schule noch zu Stephan.

Auch Fabian bleibt zu Hause, Tina ist nicht mehr da, als ich zurückkomme. Gegen acht klingelt's. Vor der Tür steht Hüseyin mit einem Sixpack unterm Arm und grinst. »Na, du alter Proll«, sagt Fabian lahm und lässt ihn rein.

»Klar doch, Samstagabend muss man feiern! Trinkste 'nen Schluck mit?«

»Warum nicht?«

»He, was 's los, du trübe Tasse? Haste Liebeskummer?« Hüseyin zieht die Schuhe aus. »Wohin?«, fragt er. »Küche oder dein Zimmer?«

»Egal.«

»Dann Küche. Da kann man wenigstens treten.«

Hüseyin kann sich nie verkneifen, über Fabians Zimmer herzuziehen. Kein Wunder. Bei dem zu Hause räumt die Mutter auf und ist ständig mit einem Putzlappen unterwegs. Ich glaube, wenn die Fabians Zimmer sähe, fiele sie in Ohnmacht. Wenn sie und ihr Mann uns mal alle Jahre besuchen kommen, macht Fabian auch immer seine Zimmertür zu. Dreckig ist es bei Fabian allerdings nicht, und wenn man genau hinguckt, dann merkt man, dass bei bestimmten Dingen mustergültige Ordnung herrscht – bei den Platten und seinen Zeichensachen zum Beispiel. Aber auf dem Schreibtisch stapelt sich sein Schulkram und auf dem Fußboden fliegen die Klamotten rum. Von Zeit zu Zeit kriegt er einen Rappel, räumt auf wie der Teufel, saugt Staub, und für einen Tag sieht's wunderbar aus.

Hüseyin war in Fabians Klasse. Mit Ach und Krach hat er den Hauptschulabschluss geschafft. In der Neunten wäre er beinahe sitzen geblieben, und ich weiß noch, wie er voller Empörung sagte: Wieso, er sei doch jeden Tag in der Schule gewesen, nicht einmal hätte er gefehlt.

Er hat die Lehrer schließlich mit seinem unvergleichlichen Charme eingewickelt und sie haben doch noch ein Einsehen gehabt und ihn durchgeschleust. Und dann wollte er unbedingt Automechaniker werden! Mit dem Abschlusszeugnis! Sein Vater hat die Augen verdreht, seine Mutter hat gesagt, soll er in die Fabrik gehen, wenn er so doof ist. Aber der Typ ist stur. Bei ihm um die Ecke ist so eine kleine Kfz-Klitsche, und da hat er gefragt, ob die ihn nehmen. Die haben das Zeugnis gesehen und bloß den Kopf geschüttelt. Hüseyin hat nicht aufgegeben. Die ganzen Sommerferien über hat er immer mal wieder höflich angefragt, bis der Chef plötzlich sagte, na gut, du kannst als Hilfsarbeiter anfangen, und wenn du was bringst, dann kriegst du ab ersten September die Lehrstelle. Hüseyin war im siebten Himmel und hat malocht wie ein Blöder, hat freiwillig Überstunden geschoben und war sich für keine Arbeit zu schade. Und siehe da, er bekam die Lehrstelle. Und nun ist Hüseyin sozusagen Automechaniker, auch wenn er die Gesellenprüfung noch lange nicht hat. Läuft stolz mit ölverschmierten Nägeln rum und lässt keine Gelegenheit aus zu erzählen, was er nun wieder Kompliziertes an welchem Auto gebastelt hat.

Fabian und ich waren mit Hüseyin und seiner jüngeren Schwester zusammen im Hort, Ruth ist mit den Eltern befreundet. Die Karakuyus sind Kurden aus der Türkei, bei jeder Feier sind wir ihre Gäste, zuletzt, als Hüseyins kleiner Bruder Erol beschnitten wurde. Ruth hatte ihn mit seinem Vater ins Krankenhaus gefahren. Und am Abend waren wir alle zusammen mit den Verwandten und Nachbarn bei ihnen zum Essen eingeladen. Der kleine Erol stapfte schon ganz tapfer herum – allerdings ausgesprochen breitbeinig und sehr vorsichtig. Er war der absolute Star des Abends und das hatte die Angst und die Schmerzen vom Morgen wieder wettgemacht.

Hüseyin ist ein Clown. Auch wenn er den größten Blödsinn sagt – man kann ihm einfach nicht lange böse sein.

Aber heute kann selbst Hüseyin Fabian nicht aufmuntern. Und als Fabian ihm von Halef erzählt, erschrickt er sichtlich. Mich guckt er ganz unsicher an. Mann, ich weiß doch, dass nicht jeder Türke vergewaltigt!

8

Als ich aufwache, ist es ganz still draußen. Ach ja, Sonntag. Vom Bett aus kann ich ein Stück Himmel sehen, Wolken und blaue Flecken wechseln sich ab. Scheint ein schöner Tag zu werden. Mal sehen, was draus wird.

Es ist der Erste Mai und genau vor einem Jahr war hier in Kreuzberg die Hölle los. Regelrechte Straßenschlachten gab es und Plünderungen. Das soll sich in diesem Jahr nicht wiederholen. Ein friedlicher Erster Mai soll es werden. Die Polizei hat Plakate geklebt, so richtig in Szenesprache: *Demo ohne Zoff ist großartig – alles andere ist Quark* und *Toleranz statt Arroganz, Akzeptanz statt Militanz.* Ich hab keine Ahnung, wen sie damit eigentlich überzeugen wollen. Die Demo ist erlaubt, aber Vermummung wird nicht geduldet. Mit Flugblättern wird für Friedfertigkeit geworben, mit sorgfältigen Kontrollen soll dem Nachdruck verliehen werden. Na, ich bin ja mal gespannt. Zur Demo gehe ich nicht, aber ich habe mich mit Biggi verabredet, wir wollen am Nachmittag zum »Lause«-Platz gehen aufs Fest. Hoffentlich knallt keiner durch.

Ruth hat mir ihr Fahrrad geliehen. Sie geht zur Demo und dann noch irgendwo anders hin und will vielleicht am frühen Abend am »Lause«-Platz vorbeigucken. Ich treffe Biggi und schließe Ruths Fahrrad an einer Straßenlaterne an. Auf den Straßen um den Platz und auf der Grünanlage rings um die große Kirche ist alles ruhig, fröhlich, entspannt. Die Leute sitzen auf jedem freien Fleckchen Erde, essen und trinken. Eine wirklich bunte Mischung. Viele Kinder wuseln herum, deutsche, türkische, arabische, auch asiatische und afrikanische. In den abgesperrten Straßen gibt es jede Menge Stände mit Polit-Informationen und Fresskram – meist kombiniert, auch Mal- und Bastelaktionen für Kinder. Musikgruppen übertönen sich gegenseitig. Kleine Türkenjungen verkaufen palettenweise Aldi-Bier.

Biggi und ich stromern über den Platz, treffen ab und zu ein paar Leute, auch Fabian ist da mit seinen Freunden. Es fließt jede Menge Alkohol, die Kids können gar nicht so schnell verkaufen, wie die Leute Bier verlangen. Auf nüchternen Magen trinke ich ein Bier und das wirkt auf der Stelle. So leicht benebelt sieht die Welt ausgesprochen rosig aus. Ich hau mich auf die Erde und starre hinauf in den Himmel. Biggi packt sich neben mich.

»Mann«, sage ich, »ich hätte jetzt Bock zu verreisen! Wollen wir nicht im Sommer nach Italien trampen?«

»Du glaubst doch nicht im Ernst, dass meine Mutter mich trampen lässt?«

»Stell dir vor, Italien, blauer Himmel, weißer Strand, warmes Meer …«

»… und Massen von Menschen und jede Menge Anmache. Und 'nen Haufen Knete brauchst du auch. Karin war im vorigen Jahr mit Dieter da. Die kamen schon nach zwei Wochen wieder. Total abgebrannt.«

»Ach, jetzt lass mich doch mal träumen.«

»Aber weißt du was? Ich glaube, die Falken machen ein Zeltlager in Italien, irgendwo im Süden. Wollen wir da nicht mit? Vielleicht haben noch ein paar andere Lust. He, was meinst du?«

Ach ja, weg von hier, von dem ganzen Schlamassel. Aber bis zum Sommer ist es ja noch ewig …

»Was ist eigentlich mit Petra? Hast du was von ihr gehört?« Biggi holt mich wieder in den nüchternen Alltag zurück. Die rosarote Wolke löst sich auf.

»Nee, die ist in Bremen, bei 'ner Tante. Der Alte rückt die Telefonnummer aber nicht raus. Und weißt du, was die kleine Schwester zu mir gesagt hat: ›Du bist doch auch bloß 'ne Freundin von diesem Türkenschwein.‹«

»Na, bist du doch, oder?«

Mit einem Ruck setze ich mich auf. »Bist du bekloppt? Jetzt doch nicht mehr.«

»Glaubst du echt, dass der das war? Na, wer weiß, die Typen sind ja zu allem fähig.«

»He, ich glaube nicht, dass er's war, weil er 'n Türke ist! Sondern weil Petra es gesagt hat. Und die spinnt nicht. Punkt.«

»Mit Typen habe ich nicht Türken gemeint, schieb

mir nicht so was unter!«, empört sich Biggi. »Sondern Typen allgemein. Als ich herkam, in der U-Bahn, da war wieder so ein Oberschwein, glotzt und glotzt und schleckt sich die Lippen. Und das war ein Deutscher, von der feinsten Sorte. – Sag mal, hast du Zigaretten?«

»Nee.«

»Mist. Soll ich noch 'n Bier holen?«

»Nee, lass mal, eins reicht. Guck mal, wer da kommt! Olle Hüseyin, ein Freund von Fabian. Kennst du den?«

Hüseyin geht suchend über den Platz. Er sieht mich erst, als er fast über uns stolpert.

»He, Rebecca! Wie geht's? Haste schon Steine ausgebuddelt?«

»Was?«

»Na, hier geht's doch bestimmt bald ab!«

»Quatsch! Ist doch alles friedlich. Heute nicht. Warum auch?«

Hüseyin setzt sich neben mich. »Weißte noch, voriges Jahr?«, grinst Hüseyin. »Mannomann, da ging's ab.«

»Ja, und ein gewisser Hüseyin an vorderster Front! Eh, Biggi, im vorigen Jahr kam der nachts um elf zu uns, weil er sich nicht mit seiner schmutzigen Hose nach Hause getraut hat!«

»Mann, du kennst doch meine Mutter! Also, echt, das war total irre, sag ich dir«, dabei guckt er Biggi an, denn ich kenne die Geschichte ja schon, aber Hüseyin erzählt für sein Leben gern, vor allem von sich selber, ohne Punkt und Komma. »Bei Bolle war das, Ecke Wiener.

Die Leute sind rein und haben einfach das Zeug von den Regalen gerissen, einfach so, und Regale umgestürzt, Mehltüten rumgeschmissen, Öl auf den Boden gekippt – alles war so glitschig, dass man kaum gehen konnte. Deswegen war auch meine Hose dreckig. Bin hingeknallt, zack, volle Pulle auf die Fresse. Eine Frau hat die halbe Fleischtruhe ausgeräumt. Sogar Milch haben die mitgenommen. Bullen waren überhaupt keine da. Also, mir war schon irgendwie komisch. Ich wollte ja gar nicht mitmachen. Ich bin nicht so einer. Ich wollte bloß mal gucken und dann ging das wie von selbst, ich schwöre! Das war so irre, gehst einfach durch die Reihen und nimmst dir, was du willst! Aber dann bin ich schnell wieder raus, weil ich Schiss hatte, dass die Bullen kommen. Wenn die mich erwischt hätten … Na ja, dann werd ich mal wieder. Wenn du Fabian siehst, sag ihm, ich suche ihn!« Hüseyin steht auf und klopft sich sorgfältig den Staub von seinen hellen Hosen. Ich gucke Hüseyin nach. Witziger Typ.

Dann stehen Biggi und ich auch auf. An einem afrikanischen Stand kaufen wir uns was zu essen und schlendern ein bisschen herum. Schlendern ist vielleicht etwas übertrieben, denn es ist eher ein Schieben und Drängeln, so viele Leute sind da. Sogar den Herrn Bürgermeister habe ich vorhin gesehen. Der will wohl die Friedenspfeife mit den Kreuzbergern rauchen.

Aber die alten Indianerbräuche sind aus der Mode. Es scheint doch wieder Zoff zu geben. Plötzlich strömen uns ganz viele Leute entgegen. Standbesitzer packen wie wild zusammen. Eltern suchen ihre Kinder. Wenn was passiert ist, muss das ein ganzes Stück weiter vorne sein. Wir gehen erst mal weiter. So schlimm kann das gar nicht sein, bestimmt nur die übliche Panik. Doch dann hören wir Polizeisirenen, Pfiffe, Schreien, und noch ehe wir die Tränengasschwaden sehen, beißt es schon in den Augen. Ich klettere auf ein Spielgerüst, will wissen, was los ist, mich orientieren. Biggi drängelt: »Komm, wir hauen ab!« Von oben sehe ich die Bullen anrücken, Leute rennen, Steine fliegen, die Bullen ziehen sich zurück, dann schießen sie wieder Tränengaspatronen ab. Manche werden postwendend zurückgeworfen. Höchste Zeit zu verschwinden! Vor allem sind wir auf der Mitte des Platzes, und wenn die Bullen jetzt auch noch von hinten kommen, dann sitzen wir mittendrin. Hinter uns, an der Straße, steht auch Ruths Fahrrad. Das muss ich schleunigst holen!

»Komm, Biggi! Mein Fahrrad!«

»Bist du verrückt! Vergiss es! Lass uns abhauen!«

Der Laternenpfahl, an dem ich Ruths Fahrrad angemacht habe, steht wirklich an einer blöden Stelle, denn genau dort fahren gerade drei Wannen auf, die Bullen steigen aus. Von rechts fliegen Steine. Das Fahrrad mittenmang. Aber ich denke nicht daran, es einfach stehen zu lassen! Wer weiß, in was für einem Zustand ich es wieder finde. Außerdem bin ich mit dem Fahrrad viel beweglicher. Also rase ich auf die Laterne zu, Biggi unter Protest hinterher, ich fummle den Schlüssel aus der Tasche, bücke mich zum Schloss runter. Ein Stein trifft mich an der Schulter. Autsch! Diese Idioten! Noch nicht mal richtig zielen können die! Die Kette ist auf, ich hänge sie mir um den Hals, steige aufs Rad, Biggi springt auf den Gepäckträger und leicht schwankend fahre ich geradewegs auf die Bullen zu, die sich noch nicht richtig formiert haben. Noch kann man zwischen ihnen durch.

Wie mittelalterliche Krieger sehen sie aus. Unförmig, bedrohlich. Unter dem grünen Kampfanzug dicke Panzer, wie auch die amerikanischen Footballspieler sie tragen. Einer hatte es wohl nicht mehr geschafft, die schwarzen Plastikteile unter die Uniform anzuziehen – er trägt sie außen über Schultern, Brust und Geschlechtsteilen und sieht dadurch aus wie eine dieser beweglichen Spielfiguren, wie eine mechanische Puppe. Alle haben die Visiere der Helme heruntergezogen. Manchmal quillt langes Haar darunter hervor – Frauen sind auch bei der Truppe. Die Polizisten sind mit großen, durchsichtigen Plastikschilden ausgerüstet, den Knüppel in der Hand. Hinter der Polizei halten wir an. Hier ist erst mal Ruhe.

»Komm«, sagt Biggi, »hauen wir ab. Ich finde diese Schlachten mit den Bullen blöde. Männerkriegsspiele. Was kann man denn damit erreichen? Komm, wir gehen nach Hause.«

»Nee, ich bleib noch 'n bisschen. Will doch mal sehen, was los ist und worum's überhaupt geht.«

»Ach, das ist doch immer dasselbe. Ich gehe nach Hause, solange die U-Bahn noch fährt.«

Die ganze Gegend ist wie entfesselt, als ob man Popcorn macht, der Topfdeckel plötzlich abhebt und die aufgeblähten Maiskörner wild durch die Gegend tanzen. Trotzdem ist die Stimmung etwas anders als im Vorjahr. Mehr wie aufgewärmte Suppe. Als wird hier ein Ritual abgezogen. Und das vermischt sich dann plötzlich mit allem, was sich bei den Einzelnen aufgestaut hat. Oft genügt der kleinste Funke und es explodiert – der Anlass ist gar nicht mal so wichtig, glaube ich.

Aus Straßenschildern, Baumaterialien, aus allem, was nicht niet- und nagelfest ist, werden Barrikaden gebaut. Pflastersteine werden ausgebuddelt, kleine Jungs bewerfen jede vorbeirasende Wanne. Klack, klack, klack tönt es. Die Mannschaftswagen sind gut gesichert, die Fenster vergittert, die Steine machen nur Dellen im Blech. Trotzdem, drin sitzen möchte ich in so einer Wanne unter Beschuss nicht.

Immer wieder Sirenen, auch Krankenwagen sausen vorbei.

Ich fahr mit dem Rad herum. Zwei Straßen weiter sitzen die Leute tatsächlich noch vor einer Kneipe auf der Straße, als wär's ein friedlicher Abend. Aus dem Altersheim kommt eine alte Dame heraus, die wohl ihren Abendspaziergang machen will. Sie hat überhaupt nicht geschnallt, was los ist. Ich steige vom Rad und empfehle ihr, doch heute lieber auf den Spaziergang zu verzichten.

Sie guckt mich ganz verdattert an, geht dann aber brav ins Haus zurück.

Eine Ecke weiter klirrt es. Ich sofort hin. Getränke-Hoffmann. Noch zwei, drei Schläge, und die Scheibe ist ganz zu Bruch. Die Scherben sind noch nicht alle zu Boden gefallen, da kriechen schon die Ersten rein und reichen kistenweise Bier raus. Weit und breit keine Bullen zu sehen. Aus den Fenstern lehnen sich die Leute heraus und schauen dem Spektakel zu. Einige schimpfen, andere kommen runter und ich sehe ganz normale brave Bürger mit Sprudelkästen oder Schnapsflaschen davonziehen. Drei Punks haben eine Pulle Sekt aufgemacht, sitzen auf der Straße und lassen die Flasche rumgehen. Plötzlich Polizeisirenen. Alles stiebt davon. Mit dem Rad ist das für mich kein Problem.

Ich fahre zurück zum »Lause«-Platz. Da ist nichts mehr los, die Schlacht hat sich verlagert in die umliegenden Straßen, vor allem zum »Kotti« hin. Der »Lause«-Platz sieht aus wie ein Schlachtfeld. Umgeworfene Stände, Pappteller und Pappbecher, Bierdosen, zerrissene Plakate, zerbrochene Stelltafeln. In der Gegend ringsum ein ähnliches Bild. Sogar ein ausgebranntes Auto sehe ich, ein gespenstisches Bild, so eine Autoleiche. Hektisch versuchen Autobesitzer ihre Wagen in Sicherheit zu bringen.

Es ist kein Ende dieses wahnwitzigen Kriegsspiels abzusehen. Überall flackern Feuer, Wasserwerfer fahren auf, Wannen sausen durch die Gegend, die Bullen steigen aus und treiben die Leute weg. Ein ewiges Hin und Her. Immer wieder tauchen gespenstisch die »Streetfighter« auf, die Jungs – ich glaub, es sind auch ein paar Mädchen dabei – in Schwarz, mit den Tüchern vorm Gesicht oder diesen »Hasskappen«, den Mützen mit den Sehschlitzen, die man normalerweise unterm Motorradhelm trägt. Die machen einen auf militärisch, aber natürlich eher als Guerilleros. Fahrradkuriere sausen rum und geben Lageberichte. Ich habe keine Ahnung, wofür oder wogegen die »Schwarzen« kämpfen. Natürlich, das »Schweinesystem« ist ihr Feind. Das kann ich direkt verstehen, mir passt auch vieles nicht. Aber so kann ich mir eine Veränderung auch nicht vorstellen. Vor allem bin ich mir gar nicht sicher, ob die wirklich auch alles im Griff haben und wissen, was sie tun und wer da alles mitmacht. Vor allen Dingen machen sie ihren eigenen Bezirk kaputt. Der »Lause«-Platz ist gerade neu hergerichtet worden. Sollen die doch mal nach Zehlendorf gehen und da Putz machen!

Nach zwei Stunden habe ich die Schnauze voll, Qualm und Tränengas mischen sich zu einem ekelhaften Gestank, vor allem habe ich Angst, doch noch was abzukriegen, denn ich kann mir nicht verkneifen, trotzdem so dicht wie möglich ans Geschehen ranzufahren. Und die Bullen werden immer brutaler. Wen sie packen können, schlagen sie zusammen. Vielleicht ist das die Rache fürs Vorjahr, als sie ziemlich kalt erwischt wurden. Und Türken und Araber nehmen sie sich besonders gerne vor. Ohnmächtiges Gebrüll dann: »Deutsche Polizisten, Mörder und Faschisten!«

Gegen neun gehe ich nach Hause, ich bin müde, hab keine Lust zu gar nichts mehr. Die Wohnung ist leer. Was sonst. Die Stille bedrückt mich. Ich mache in der Küche den Fernseher an und lasse mich berieseln. Dabei muss ich eingedöst sein, denn als Ruth kommt, ist es schon nach elf.

»In Kreuzberg ist der Teufel los«, sagt sie. »Es kracht schon wieder.«

»Ich weiß, ich war da.«

»Und mein Fahrrad?«

»Ist im Keller.«

Die Polizeisirenen sind noch zu hören. Ganz in unserer Nähe ist eine Polizeikaserne, deshalb hören wir immer, wenn was los ist.

»Hast du Fabian gesehen?«, frage ich.

»Ja, kurz. Ich wollte, dass er mit nach Hause kommt, aber nichts zu machen.«

Vielleicht will er nachholen, was er im letzten Jahr versäumt hat, denke ich, denn da war er nicht dabei. Nicht, dass er mitmacht. Gucken will er, selber sehen. Ich gehe jedenfalls schlafen.

Gegen vier Uhr wache ich auf. Ich muss aufs Klo. Im Flur höre ich ein merkwürdig quäkendes Geräusch aus Ruths Zimmer, die Tür steht auf. Ruth liegt im Bett und hat einen Funkempfänger in der Hand, ihr Ohr dicht an den Lautsprecher gepresst. »Polizeifunk«, sagt sie. »Da tobt eine richtige Schlacht. Fabian ist noch immer nicht zu Hause, deswegen kann ich nicht schlafen. Hoffentlich ist ihm nichts passiert.«

Ich krieche zu ihr ins Bett und kuschele mich an sie heran. Die abgehackten Stimmen aus dem Radio kann ich nicht verstehen. Will ich auch nicht.

Plötzlich kommt Fabian herein. Seine Klamotten stinken nach Qualm und Tränengas. Er hockt sich neben das Bett auf den Boden.

»Mann, so was hab ich noch nicht erlebt«, sagt er und lehnt sich erschöpft zurück. »Das war Krieg, richtiger Krieg. Einmal hätten sie uns fast erwischt. Wir sind in einen Hausflur, die Bullen hinterher, aber wir haben von innen die Tür zugedrückt. Ich hab so eine Angst gehabt! Dann haben die Bullen wohl gedacht, wir hätten abgeschlossen, denn sie sind wieder weg. Aber wir konnten hören, dass sie noch ganz in der Nähe waren. Eine Stunde lang haben wir im Dustern gestanden und uns nicht rausgetraut.«

»Habt ihr denn mit Steinen geworfen?«, fragt Ruth.

»Ach, Quatsch. Aber das war doch völlig egal. Wen die Bullen in die Finger gekriegt haben, den haben sie zusammengeschlagen. Einer, der lag auf der Straße, den haben sie mit den Füßen am Boden festgedrückt – zu dritt! – und ein Bulle hat ihm immer auf die Hand gedroschen. Ich glaube, der hatte fotografiert, denn daneben lag eine kaputte Kamera. Was dann wurde, habe ich nicht mehr gesehen, weil ich rennen musste.«

Was Fabian noch erzählte, habe ich nicht mehr gehört, denn ich schlief in Ruths Bett ein. Im Traum rannte ich durch irgendwelche Straßen, um mich herum knallte es. Aber es waren weder Steine noch Tränengaspatronen, sondern Maschinengewehre und richtige Granaten. Plötzlich hatte ich ein Kind auf dem Arm und stolperte eine Allee entlang, rechts und links blitzten und krachten Geschosse. Ganz vorne war ein hell erleuchtetes Haus, die Tür stand offen, dort stand jemand mit ausgestreckten Armen, aber ich kam nicht vom Fleck. Das Kind schrie, ich schrie, ein schrilles Kreischen, und plötzlich saß ich in einem Wagen, einem dunkelroten Kabriolett, zusammen mit Halef und Fabian. Am Steuer Hüseyin – dabei hat der doch gar keinen Führerschein –, wir rasten durch einen Wald und dann auf ein Meer zu. Ich meinte schon das Wasser zu spüren, aber plötzlich wich es zu beiden Seiten weg, links und rechts türmten sich riesig hohe bunte Wälle auf. Ein unglaubliches Farbenspiel. »Wir müssen Petra retten!«, schrie Fabian. Dann reißt der Film und ich wache auf.

Wieso Petra retten, überleg ich. Ich denke, ihm geht's um Halef? Noch ganz benommen von dem Traum registriere ich, dass ich in Ruths Bett liege. Sie ist schon auf, ein Blick auf die Uhr sagt mir, dass es auch für mich Zeit ist. Montag. Da geht die ganze Mühle wieder von vorne los. Und Fabian pennt offenbar weiter. Na ja, nach der Nacht.

9

In der Schule summt es. Alle reden über die Ereignisse der vergangenen Nacht. Von »die Bullenschweine haben wieder mal brutal zugeschlagen – als Erfüllungsgehilfen der herrschenden Clique« bis »diese Chaoten wollen bloß alles zerstören« gibt es alle Varianten. Viele waren dabei, haben auf der Straße oder vom Fenster aus zugesehen, andere haben selber mitgemischt. Einer aus dem Abikurs wurde festgenommen. Wunderbar, jetzt sitzen schon zwei aus unserer Schule im Knast. Das nenne ich anschaulichen Unterricht. Wir stehen sozusagen mitten im Leben.

In Deutsch kommt die Faber rein und schreibt ein Zitat an die Tafel:

»Und außerdem, ihr Herren, sind denn die Frauen bloß auf der Welt, um alles zu vermeiden, was der Tugend der Männer zum Fallstrick werden könnte? Könnten nicht die Männer ab und zu selber was für ihre Tugend tun?« Hedwig Dohm, 1873

»Wer is 'n dette?«, flüstert Klaus.

»Hedwig Dohm war eine Schriftstellerin, die für die Rechte der Frauen eingetreten ist. Eine Pionierin auf dem Gebiet der Frauenbefreiung, mit deren Thesen wir uns demnächst gründlicher beschäftigen werden – und zwar in Bezug auf die Fragestellungen, die wir in letzter Zeit behandelt haben.«

»Und wer befreit uns von diesem Drachen da vorne?«, zischt Klaus.

»Aber heute«, fährt die Faber fort – ich bin mir nicht sicher, ob sie Klaus gehört hat, jedenfalls übergeht sie sowohl seine Bemerkung als auch das Aufstöhnen aus einer gewissen Ecke der Klasse –, »heute möchte ich diesen Satz in einem anderen Zusammenhang diskutieren. Wie ihr wisst, ist ein Schüler aus der Oberstufe verhaftet worden, weil er ein Mädchen aus eurem Jahrgang vergewaltigt hat.«

»Haben soll!«, ruft Hasan dazwischen. »Noch ist er nicht verurteilt.«

»Stimmt, also weil er sie vergewaltigt haben soll. Ich bin sicher, dass es hier niemanden unter euch gibt, der eine Vergewaltigung befürwortet …«

»Ach, guck an«, meint Klaus. »Ich denke, alle Männer wollen nur das eine …«

Die Faber ist heute bemerkenswert ruhig. »Halt's Maul«, sagt sie nur kurz zu Klaus. »Aber«, fährt sie fort, »mir ist auch zu Ohren gekommen, dass Leute gesagt haben, Petra wäre selber schuld, denn sie sei ja mitgegangen und hätte wissen müssen, was ihr dann passiert. In diesem Zusammenhang möchte ich den Satz diskutiert wissen.«

»Also, mir is überhaupt noch nischt zu Ohrn jekomm. Ick weeß bloß, dasse Halef hops jenomm ham. Vielleicht kann mir erst ma jemand uffklärn?«, mault Thomas.

»Mich«, verbessert ihn die Faber.

Sie kann's nicht lassen, immer wieder fällt sie auf Thomas rein.

»Wieso, Sie scheinen über den Vorfall doch bestens unterrichtet zu sein?«, gibt er zurück.

»Ach, Thomas«, seufzt sie. »Also gut. Rebecca, du weißt wahrscheinlich am besten Bescheid. Fass doch bitte mal zusammen, was bis jetzt bekannt ist.«

»Rausgekommen ist es im Sportkurs. Da ist Petra das Hemd hochgerutscht und wir haben Striemen auf ihrem Rücken gesehen. Sie hat nichts gesagt und ist abgehauen. Der Röttges, äh, Herr Röttges, ist nachmittags zu ihrem Vater und der hat alles aus Petra rausgekriegt. Sie wollte am Dienstagabend zu Michaela wegen Mathe. Weil sie abends nicht raus darf, ist sie heimlich weg. Deshalb hat sie auch zu Hause hinterher nichts gesagt. Also jedenfalls auch deswegen, glaube ich. Michaela war nicht zu Hause und dann hat sie Halef getroffen und der wollte ihr bei Mathe helfen. Der Hauswart hat gesehen, wie die beiden in Halefs Wohnung sind – der hat eine Einzimmerwohnung alleine. Und dann hat er sie geschlagen und vergewaltigt und nicht mehr rausgelassen. Erst am nächsten Morgen, als er in der Schule war, konnte sie raus. Der Richter hat ihr geglaubt, sonst wäre Halef ja nicht im Knast.« Die Sache mit der Entjungferung spare ich mir. Nachher fangen die noch an, über Petra herzuziehen.

»Wieso soll ich denn jetzt noch diskutieren, ob Petra vielleicht selber Schuld hat – die Sache ist doch klar. Der Typ hat die Situation brutal ausgenutzt und dafür gehört er in den Knast. Ist doch keine Frage«, sagt Biggi.

»Schwanz ab!«, kräht Klaus.

»Aber so klar ist das nicht«, widerspricht Hasan. »Du warst doch nicht dabei. Vielleicht hat sie ihn ja total angemacht. Und nachher war's ihr peinlich. Kann doch auch sein. Gibt genug Mädchen, die so drauf sind. Erst machen sie die Männer an, und hinterher beschweren sie sich, wenn die zur Sache gehen.«

»Eh, Hasan, du kennst doch Petra!«, werfe ich ein.

»Und Halef auch«, gibt er zurück.

»Was heißt 'n hier überhaupt ›zur Sache gehen‹?«, sagt Biggi.

»Bloß weil er 'n Türke ist, verteidigst du ihn!« Das kommt von Andreas. Der wird versuchen, die Diskussion in seine Richtung zu drehen. Deutschland den Deutschen ist seine Parole. Nicht, dass er was gegen Türken hätte – aber er ist gegen die Vermischung der Kulturen. So jedenfalls kaschiert er das. *Ich bin stolz ein Deutscher zu sein,* hatte er mal auf seiner Jacke stehen. Aber nicht lange. Solche Leute wie er kriegen an unserer Schule kein Bein auf den Boden. Skins und Neonazis sowieso nicht. Jedenfalls können sie nicht offen auftreten, dazu sind sie zu wenige. Aber ab und zu gab's schon mal Hakenkreuze an den Wänden oder Sprüche wie KANAKEN RAUS. Das wurde dann durchgestrichen und NAZIS RAUS stand drüber. Bloß wohin mit denen? Die kann man doch keinem zumuten.

»Mann, halt du bloß die Fresse!«, schnauzt Alex, der Punk. Der kann Andreas nicht ausstehen.

»Halt! Halt!«, ruft die Faber. »Jetzt versucht mal von der emotionalen Ebene wegzukommen, auch wenn das schwer fällt. Bezieht euch doch bitte auf den Satz an der Tafel.«

»Wieso, mach ich doch«, sagt Andreas und wirft Alex einen giftigen Blick zu. »Ich sehe das so: Die türkischen Männer finden eine Frau nur tugendhaft, wenn sie sich ein Kopftuch umbindet und in weite Kleider hüllt, dass ja nichts von ihr zu sehen ist. Dann benehmen die Männer sich auch anständig. Aber deutsche Frauen, die sich nicht so anziehen, sind eben, na ja, wie soll ich sagen, also, die braucht man nicht zu schützen, die kann man einfach haben.«

»Und deutsche Männer vergewaltigen nicht, oder wie?«, sagt Hasan.

»Aber echt, die Anmache von den Türken kann einem ganz schön auf den Keks gehen«, sagt Sabine. »Geh doch mal im Sommer im Minirock durch die Straßen! Und im Schwimmbad, eh, wie oft bin ich da schon angetatscht worden im Wasser. Keinen Schritt kannste tun, ohne dass die Türken dir hinterherpöbeln.«

»Kein Wunder, bei dem satten Arsch«, feixt Klaus.

Der geht mir vielleicht auf die Nerven. Ich möchte mal wissen, was der richtig ernst nehmen kann.

»Aber das machen doch nicht nur Türken!«, wirft Christof ein.

»Ich möchte was zu dem Satz sagen«, meldet sich Tülay. Tülay kommt seit ein paar Monaten mit Kopftuch in die Schule und sie zieht keine kurzen Sportsachen an. Ich habe sie damals gefragt, warum, und sie hat gesagt, sie tut es aus Solidarität mit den Studentinnen in Istanbul, die in der Uni kein Kopftuch tragen dürfen, obwohl ihnen ihre Religion das gebietet. Es hat heftige Auseinandersetzungen gegeben, denn seit Atatürk gibt es in der Türkei eine strikte Trennung zwischen Staat und Religion – und die öffentlichen Schulen und Universitäten gehören zum Staat. Auch in Frankreich gibt's Konflikte, weil dort immer mehr arabische Mädchen Kopftücher in der Schule tragen. »Wir Muslime müssen das Recht haben, so zu leben, wie unsere Religion das vorschreibt«, sagt Tülay. Ich kann das nicht verstehen. Erstens ist es unbequem und zweitens ungerecht – warum sollen sich Frauen verhüllen? Diese Hedwig Dohm hat wirklich Recht.

»Es gibt großen Unterschied zwischen Islam und Christentum«, beginnt Tülay. »Das Christentum will von den Gläubigen Keuschheit – zum Beispiel von den Priestern, aber auch von den Leuten vor der Ehe und außerhalb der Ehe. Das tut Islam auch. Aber wir glauben, dass Gott hat den Menschen sexuelle Leidenschaft gegeben – und zwar für Männer und Frauen. Und damit sie sich beherrschen können, wird verlangt, dass sie bei Kleidung und Verhalten darauf achten, niemand zu reizen. Deshalb ziehen sich die Frauen ein Kopftuch an und bedecken ihren Körper mit weiten Kleidern. Aber auch Männer dürfen keine engen Hosen anziehen und nicht halb nackt rumlaufen. Also tut Islam genau das, was diese Frau will – auch die Männer sollen auf ihre Tugend achten. Wenn alle Menschen sich danach richten, dann gibt es keine Vergewaltigung oder so was.«

»Das ist doch Schwachsinn«, sagt Biggi. »Ich glaube nicht, dass diese Frau den Satz so gemeint hat. Wenn es so wäre, wie du sagst, dann sind alle Menschen wilde Bestien, die mit Hilfe einer Kleiderordnung oder mit sonst was für Regeln gebändigt werden müssen. Jeder, der ein Stück nacktes Fleisch sieht, stürzt sich automatisch lüstern drauf? Ich glaube, diese Hedwig Dohm meint eher so was wie eine innere Kleiderordnung, also dass Mann – groß und mit Doppel-N – die eigenen Gefühle unter Kontrolle hält und vor allem nicht andere Menschen verletzt oder benutzt. Also, nicht die Frau provoziert den Mann, sondern der Mann lässt sich provozieren.«

Kathi meldet sich: »Ich glaube, ihr habt beide Recht und beide Unrecht. Ich glaube, die Probleme kommen daher, dass Sexualität unterdrückt ist. Oder als was Schmutziges gilt. Wenn alle Menschen ihre Sexualität frei leben könnten – also zum Beispiel nicht bis zur

Ehe warten müssen –, dann gäb's bestimmt keine Gewalt …«

»Aber eine Orgie nach der anderen, voll geil, eh, bin ich auch für!«, tönt Alex. »Ficken ist das Größte!«

»Halt's Maul, lass Kathi ausreden!«

»Ist ja gut! Ich werd doch wohl auch mal was sagen dürfen.«

»Vielleicht ein bisschen qualifizierter, wenn ich bitten darf«, sagt die Faber, »und der Reihe nach. Mach weiter, Kathi.«

»Ich meine, wie das bei den Türken ist, dass die Mädchen Jungfrau sein müssen, wenn sie heiraten, das schränkt die doch total ein. Die werden total kontrolliert und können keinen Freund haben. Und für die Jungs ist das doch auch schwierig. Ich meine, 'ne türkische Freundin können sie schlecht haben oder höchstens so ganz platonisch. Und wenn sie 'ne deutsche Freundin haben – also, da frag ich mich manchmal schon, ob sie dann bloß 'ne Art Lückenbüßerin ist, bis sie ein türkisches Mädchen heiraten. Es gibt viele deutsche Mädchen, die deswegen nie mit einem türkischen Jungen gehen würden. Die Türken, mit denen mein großer Bruder in der Schule war, sind inzwischen fast alle verheiratet – und alle mit türkischen Mädchen. Bei vielen wurde die Ehe sogar noch richtig von den Eltern arrangiert.«

»Du meinst also, Petra musste damit rechnen, von Halef vergewaltigt zu werden, wenn sie mit ihm in die

Wohnung geht – weil seine Sexualität so unterdrückt ist?«, frage ich.

»Also ist Petra doch selber schuld?«, ergänzt Biggi. »Und Halef ist ein Opfer der Umstände? Das ist doch Quatsch. Genau umgekehrt ist es.«

»Nein, nein«, widerspricht Kathi. »So habe ich das nicht gemeint. Bloß muss man doch mal überlegen, was die Ursachen sein können. Ich will überhaupt nicht verurteilen oder so. Ich bin doch kein Gericht.«

»Also, ich finde, ihr seht das zu einseitig«, sagt Fatma. »Bei Türken die totale Unterdrückung, und bei euch? Wie viele von euch dürfen denn eine Freundin oder einen Freund über Nacht mit nach Hause bringen? Und wisst ihr nicht, was die deutschen Jungs für Sprüche machen? Was war denn letzte Woche, als wir über die Werbung diskutiert haben und wie Frauen da benutzt werden? Da ging's doch gar nicht um Deutsche und Türken, oder? Und was Tülay über den Islam gesagt hat, das ist doch nur eine Art der Auslegung, und zwar eine ganz konservative. Es gibt auch Muslime, die anders denken. Im Islam haben wir so viele verschiedene Richtungen wie ihr im Christentum. Bei den Christen gibt's doch auch ganz Konservative. Der Papst zum Beispiel verbietet Verhütung, auch wenn die Kinder dann sterben vor Hunger. Und außerdem sind nicht alle Türken gläubige Muslime. Ihr seid doch auch nicht alle fromm, bloß weil ihr getauft seid, oder?«

»Genau«, sagt Hasan. »Vielleicht war's ja auch ganz

anders. Petra und Halef war'n sich einig und dann hat Petra Schiss gekriegt und sich die Sache ausgedacht. Oder es war wirklich gar nichts – das hat Halef jedenfalls gesagt.«

»Und die Striemen? Die habe ich selber gesehen.«

»Keiner weiß wirklich, was passiert ist.«

»Da geht's schon wieder los, Türke verteidigt Türke!«

»Was anderes fällt dir auch nicht ein, du Schwachkopf.«

»Und warum sitzt der im Knast? Die Richter sind doch nicht blöde, es muss doch Beweise geben!«

»Hör doch auf, die meisten türkischen Männer sind Schweine! Hab ich doch selber erlebt!«

»Und die Deutschen sind edel und gut, was?«

Alle brüllen wild durcheinander, fangen an mit ihren Nachbarn zu reden. Auch die, die vorher nichts gesagt haben, beteiligen sich. Ich sitze still daneben und staune, dass die Faber das durchgehen lässt.

Erst nach einer ganzen Weile bittet sie um Ruhe. Und dann kommt der Hammer. Wir sollen einen Aufsatz über das Zitat schreiben – und zwar entweder im Zusammenhang mit der Debatte über die Frau in der Werbung oder auch mit der Diskussion von heute. Wir hätten verschiedene Standpunkte gehört und reichlich Anregungen bekommen und nun sollten wir mal versuchen, schriftlich unsere Gedanken zu ordnen. Das ist Schule. Wenn schon mal das Leben drin vorkommt, dann wird's garantiert zwischen zwei Heftseiten gequetscht.

Nachmittags muss ich in die Bibliothek. Meine Bücher sind überfällig. Ruth leiht mir wieder ihr Fahrrad, dann geht's schneller. Ich überlege, ob ich bei Petra vorbeifahre. Vielleicht ist sie ja schon zurück. Die Kneipentür steht offen, Wollank hinterm Tresen. Ich schließe das Rad sorgfältig ab und klingle an der Wohnungstür. Petras Mutter macht auf. Wie immer hat sie ein Kittelkleid an. Auch wenn Petra behauptet, sie hätte die Augen von ihrem Vater – von der ganzen Art her ist sie ihrer Mutter ähnlicher. Beide haben sie dichte, dunkle Haare.

»Na, Rebecca«, sagt Frau Wollank leise. »Petra ist noch nicht zurück.«

»Ja, das wollte ich fragen. Ich ... Wie geht es ihr denn?«

»Ach, die Kleine. So durcheinander war sie. Sie bleibt noch ein paar Tage. Soll erst mal Gras über die Sache wachsen. Was die Leute alles reden!«

»Kann ich sie anrufen? Ich würde so gerne mit ihr sprechen.«

»Ach, Kind, lass sie doch erst mal verschnaufen. Sie kommt ja bald wieder. Und mein Mann ... du weißt doch.«

Ja, ja, ich weiß. Wollank ist der Chef im Ring. Ich sage noch, dass Frau Wollank Petra grüßen soll, wenn sie mit ihr telefoniert.

Was würde ich wollen, wenn mir so was passiert wäre? Ich kann's mir einfach nicht vorstellen. Vielleicht wollte ich mich auch unsichtbar machen, einfach abtauchen.

Am nächsten Tag in der Schule denke ich, mich trifft der Schlag. Überall an den Wänden stehen Sprüche in riesigen Lettern: TÜRKEN! FINGER WEG VON DEUTSCHEN FRAUEN! – DEUTSCHLAND DEN DEUTSCHEN! – TÜRKEN RAUS! – KASTRIERT DIE TÜRKEN! Und das Gröbste: HALEF AN DEN GALGEN! Die müssen geackert haben wie – die Kümmeltürken, liegt mir auf der Zunge. Also wirklich. Wer war das? Die Typen mit den Bomberjacken? Von denen gibt's in letzter Zeit einige an der Schule. Andreas und seine Leute? Oder welche von außerhalb? In der Schule finden abends auch Volkshochschulkurse statt. Und im Grunde kann sich nachts leicht einer einschließen lassen und dann ganz in Ruhe »arbeiten«. Niemand kann die Sprüche übersehen, auch wenn viele so tun, als wäre alles so normal wie immer.

Im Foyer vor der Mensa sammeln sich Schüler aus der Oberstufe. Die meisten Türken. Auch aus meinem Jahrgang sind welche dabei. Biggi ist da und Fatma und Tülay und Alex und Hasan.

»In so einer Schule lerne ich nicht!«, schreit einer. »Solange so was an der Wand steht, gehe ich in keinen Unterricht!«

Überall Zustimmung. Es hat längst geklingelt, aber keiner rührt sich vom Fleck. Wütende Debatten. »Diese Nazischweine!« – »Woher weißt du denn, dass das Nazis waren?« – »Na, guck doch mal die Sprüche an!« – »So denken aber viele, eh!«

Fabian steht in einer Gruppe von Türken aus seinem Jahrgang. Er ist ganz blass.

»Und du sagst immer, wir sollen Geduld haben!«, sagt einer zu ihm. »Platt machen muss man die alle! Platt machen, sag ich dir!«

In dem Moment kommt Gerlach, der Schulleiter. Ein großer, schlanker Mann, locker in Jeans und Hemd, Brille, halblange Haare. Mit einem Blick hat er die Situation erfasst. Der ist so ein Typ, der den Schülern immer vermittelt, auf ihrer Seite zu stehen – und dann macht er doch, was er für richtig hält. Er stellt sich an die Wand vor einen der Sprüche und bittet um Ruhe. Es dauert eine Weile, bis alle bereit sind, ihm zuzuhören.

»Hört mal, also ich muss schon sagen, es ist eine Ungeheuerlichkeit, was hier geschehen ist. Selbstverständlich wird die Schulleitung dafür sorgen, dass diese Schmierereien so schnell wie möglich verschwinden. Und wir werden alles daransetzen, die Schuldigen zu finden – solche Leute haben an unserer Schule nichts zu suchen. Aber jetzt muss ich euch bitten, in die Unterrichtsräume zu gehen …«

»Kommt gar nicht in die Tüte!« – »Erst wenn die Sprüche weg sind!« – »So was lassen wir uns nicht gefallen!« – »Kein Unterricht, solange die Scheiße an der Wand steht!« Alle brüllen durcheinander, keiner macht Anstalten, in die Klasse zu gehen.

Die Faber kommt. Wir hätten jetzt Deutsch, aber bestimmt ein Drittel des Kurses ist hier versammelt. Sie stellt sich neben Gerlach, spricht kurz mit ihm und sagt dann laut: »Also gut, wir besorgen Farbe und Pinsel und dann übermalen wir alle zusammen die Schweinereien!«

»Was? Ich soll mir mit der Scheiße die Finger schmutzig machen!«, schreit Hasan erregt. »Das können die Deutschen tun!«

»He, wir sind doch nicht eure Putzknechte!«

Gerlach schickt zwei Schüler zum Hausmeister, der tatsächlich zwei Eimer Farbe und drei Quaste herausrückt. Kürzlich hatte ein Kurs aus der Siebten den Klassenraum so total verschmiert, dass Gerlach ihnen aufgedrückt hatte, den Raum zu renovieren. Davon müssen die Sachen noch stammen. Jetzt steht das Zeug vor der Wand. Die Schüler rücken ab, keiner will den Anfang machen.

»Los«, sagt Biggi zu mir. »Machen wir's. Ist doch irgendwie richtig, dass die Deutschen das machen. Wir können das doch nicht auf uns sitzen lassen.«

Als wir die Farbeimer öffnen und nach den Quasten greifen, werden uns plötzlich Stühle hergeschoben, damit wir auch oben rankommen. Kaum haben wir die erste Inschrift übermalt, greift Fatma nach dem dritten Quast. Alle rücken mit uns weiter bis zur nächsten Inschrift. Biggi, Fatma und ich malen, andere tragen Stühle und Eimer. Sieht beinahe aus wie eine Prozession. Und andächtig schauen alle zu, wie ein Buchstabe nach dem anderen verschwindet. Als wir an die Stelle kommen, wo HALEF AN DEN GALGEN steht, greift ein türkischer Junge nach Fatmas Quast, übermalt das AN DEN GALGEN und pinselt, so gut es mit dem dicken Quast geht, zwei Worte davor. FREIHEIT FÜR HALEF steht jetzt an der Wand, ganz groß.

Die meisten johlen begeistert.

Und das soll jetzt stehen bleiben? Wortlos werfe ich meinen Pinsel in den Eimer und gehe in meine Klasse.

10

Petra ist wieder zurück. Aber gesehen habe ich sie noch nicht. Sie geht auf eine andere Schule, eine Realschule in Wilmersdorf. »Da gibt's keine Türken«, hat mir ihre kleine Schwester Andrea gesagt, die ich auf der Straße traf. »Sie will niemanden mehr sehen von eurer Schule.«

»Auch mich nicht?«

»Nee, du bist doch eine Freundin von diesem Türken.«

»Aber doch jetzt nicht mehr. Außerdem ist er im Knast.«

»Das ist auch gut so.«

Diese kleine Kröte. Ich hätte sie würgen können. Petra will auch mich nicht sehen? Sie kann doch nicht glauben, dass ich zu Halef halte?

Biggi meint, Andrea hat bestimmt Blödsinn erzählt. Petra braucht vielleicht noch ein bisschen Abstand, ich soll einfach warten, bis sie sich meldet. Oder ihr Vater ist nach der Geschichte noch strenger mit ihr und lässt sie gar nicht mehr aus dem Haus. Aber sie könnte anrufen. Oder soll ich doch vorbeigehen – auch wenn Andrea gesagt hat, Petra wolle mich nicht sehen?

Ich sitze zu Hause an meinem Schreibtisch und starre

meinen Hibiskus an. Zwei dicke Knospen kann ich entdecken. Vor mir liegt ein leeres Blatt Papier und ein an Petra adressierter Umschlag. Bloß fällt mir nicht ein, was ich schreiben soll.

Der Hibiskus braucht Wasser, vor allem, wenn er blühen soll. Ich gehe in die Küche und hole die Gießkanne. Erst mal gieße ich die Blumen in der Küche. Ob Ruths Pflanzen auch so trocken sind? Natürlich, die denkt nie ans Gießen.

Fünf Minuten später sitze ich wieder vor dem leeren Briefbogen. »Liebe Petra!«, schreibe ich. Und das Datum. Und jetzt? Ich wollte dir nur sagen, dass ich zu dir halte – Quatsch, das klingt viel zu theatralisch. Tut mir Leid, was mit dir geschehen ist – auch nicht. Was soll das Drumherumgerede? Aber wie denn? Soll ich schreiben, tut mir Leid, dass du vergewaltigt wurdest? Blödsinn. Meine Güte, ich sollte öfter Briefe schreiben. Das ist ja albern. Kurz entschlossen stehe ich auf und gehe zum Telefon. Petras Nummer kann ich auswendig. In der Wohnung ist besetzt. Also rufe ich in der Kneipe an.

Zweimal Klingeln. Kneipengeräusche. »Destille. Wollank. Schönen guten Abend.« Mist. Ich hatte gehofft, Petra geht ran.

»Hallo?«

»Ja, äh, hier ist Rebecca, ich wollte … Ist Petra zu Hause?«

»Petra macht Hausaufgaben, du kannst sie jetzt nicht stören.«

»Könnten Sie ihr bitte sagen, dass sie mich anruft?«
»Ist gut, mach ich.«
Na, hoffentlich.

Von Halef gibt es einen Brief, an Fabian. Der darf ihn nicht besuchen, weil er noch nicht volljährig ist. Halef schreibt:

Lieber Fabian, wie geht es dir? Danke, dass du mir den Anwalt geschickt hast. Ich glaube zwar nicht, dass er mir helfen kann, aber er kommt oft. Und das tut gut. Es ist sehr einsam hier. Dreiundzwanzig Stunden bin ich allein – eine Stunde Hofgang. Zehn Minuten renne ich immer, dann bleibt noch Zeit zu reden. Es hat sich schnell herumgesprochen, weswegen ich hier bin. Die Deutschen sprechen nicht mit mir. Dabei ist doch noch keiner von uns hier verurteilt. Aber da sind auch Leute aus der Türkei. Die meisten haben Angst, nach dem Prozess abgeschoben zu werden. Die Zelle ist nicht sehr groß. Ich kann nicht aus dem Fenster sehen. Aber ich höre den Lärm von der Straße. Das Leben ist draußen, hier drinnen ist man wie tot. Und ich rieche die Luft von draußen, ich rieche den Frühling. Und das tut weh. Aber mich kann man sehen, durch einen Spion an der Tür. Ich lese viel. Es gibt eine Bücherei, da kann man was kriegen. Mir egal, was.

Meine Mutter hat mich besucht. Sie war sehr traurig. Ein Nachbar hat auf der Straße vor ihr ausgespuckt. Sie traut sich nicht mehr raus. Ayşe muss jetzt einkaufen gehen. Es tut mir so Leid. Aber ich kann nichts machen. Fabian, bitte glaub mir. Ich bin kein Schwein. Ich hab das nicht gemacht. Ich verstehe das alles nicht. Warum sagt Petra das? Was hat sie? Aber ich hoffe, die Sonne wird wieder scheinen, auch hier drinnen, in meinem Herzen. Daran halte ich mich fest. Ich umarme dich, Halef.

Fabian besteht darauf, dass wir Halefs Mutter besuchen – wir alle, Ruth, er und ich. Ich sehe das nicht ein, auch Ruth sträubt sich zunächst: »Was soll ich da? Ich habe keine Lust.« Aber Fabian lässt nicht locker. Schließlich meint Ruth, wohl mehr um sich selbst zu überzeugen, dass Halefs Mutter im Grunde auch ein Opfer dieser Tat ist und keine Mutter dafür verantwortlich gemacht werden kann, was ihr Kind tut.

Fabian rümpft bloß die Nase. »Pah!«

»Ach, und der Alte?«, sage ich. »Du weißt doch, was das für 'n Typ ist. Vielleicht hat Halef das von ihm!«

»Ach, Rebecca, jetzt red doch nicht so 'n Stuss«, meint Ruth. »So was ist doch nicht erblich, höchstens dass Halef …«

»Jetzt hör doch mal auf, so zu tun, als wäre Halef bereits ein verurteilter Vergewaltiger – das ist er nämlich nicht! Lies doch seinen Brief!«, unterbricht Fabian sie.

»Das hab ich doch«, faucht Ruth. »Verdammt noch mal, jetzt benutz doch auch mal deinen Kopf. Kannst du dir nicht vorstellen, dass er alles tut, um seinen Freund zu behalten?«

»Also, das ist eine üble Unterstellung!«, explodiert Fabian.

»Fabian«, sage ich vorsichtig, »würde Halef immer noch dein Freund sein, ich meine, könntest du immer noch sein Freund sein, wenn zweifelsfrei erwiesen ist, dass er Petra vergewaltigt hat, also wenn er's selber zugibt, zum Beispiel?«

Fabian guckt mich an, ein bisschen unsicher, beinahe zweifelnd. Aber dann reißt er sich zusammen und stellt mir eine Gegenfrage: »Und was würdest du von Petra halten, wenn sich rausstellt, dass sie gelogen hat?«

Wir müssen damit aufhören. Es hat einfach keinen Zweck, immer so sinnlos zu spekulieren. Gut, gehen wir zu Halefs Mutter. Die wollte ich sowieso mal kennen lernen. Ihre Augen sollen sein wie die von Halef.

»Und wenn der Alte da ist?«, frage ich, als wir die Treppen hochsteigen.

»Nun hör schon auf, der ist doch kein Menschenfresser«, knurrt Fabian.

Frau Öztürk macht auf. Ein Kopftuch umrahmt ihr rundes Gesicht. Als sie Fabian sieht, strahlt sie, die Augen funkeln. Es stimmt, das sind Halefs Augen, kohlschwarz, kreisrund. Ein liebes Gesicht.

»Du Fabian Mutter?«, fragt sie Ruth.

»Ja«, sagt Fabian, »und das ist meine Schwester Rebecca.«

»*Buyrun*«, sagt Frau Öztürk und lässt uns rein. »*Hoş geldiniz!*«

»*Hoş bulduk!*«, antwortet Fabian.

Wir ziehen die Schuhe aus. Das kennen wir von unseren Besuchen bei der Familie Karakuyu, außerdem machen wir das zu Hause auch so. Straßendreck und Hundescheiße braucht man nicht in der Wohnung zu verteilen, meint Ruth.

»Ist doch gut, macht nichts«, versucht Frau Öztürk uns davon abzuhalten.

Das Wohnzimmer sieht aus wie bei Karakuyus auch. Eine Couchgarnitur, eine Schrankwand, ein Fernseher, viele Kissen und Deckchen. Ganz oben an der Wand, dicht unter der Decke, hängt ein Foto von einem alten, bärtigen Mann. Ein verstorbener Verwandter muss das sein. Bei Karakuyus hängen auch zwei Fotos so hoch oben an der Wand.

Als Frau Öztürk sieht, dass mein Blick dorthin wandert, sagt sie: »Mein Vater. Voriges Jahr gestorben. Guter Mann.« Dann setzt sie sich auch. »Na, wie geht's, Fabian?«, sagt sie.

»Danke gut. Und dir?«

»Ach, geht so. Danke.« Auch Ruth und mich fragt sie, wie es uns geht.

Das ist ein richtiges Ritual, diese Art der Begrüßung. Das erste Mal habe ich das bei Karakuyus erlebt. Als ich kam, waren schon mehrere Gäste da und noch neue kamen. Frau Karakuyu war in der Küche gewesen und setzte sich erst später dazu. Dann begrüßte sie jeden Einzelnen: »Nasılsın?«

»Sağ ol, iyiyim. Ya sen nasılsın?«

»Iyiyim, teşekür ederim.«

Das heißt: »Wie geht's? – Danke, gut, und dir? – Auch gut, danke.« So ging das die ganze Reihe durch und ganz schnell. Nach einer Weile hatte ich das Gefühl, die rasseln irgendwelche Gebete runter. Keiner wollte wirklich wissen, wie es dem anderen ging. Es war lediglich eine Begrüßungsformel.

Ayşe, Halefs kleine Schwester, bringt Tee in zwei Kannen. In der kleineren ist der Extrakt, in der größeren heißes Wasser. Die kleinen Teegläser, unten bauchig, in der Mitte schmaler und zum goldenen Rand hin wieder breiter, werden bis zur Hälfte mit Extrakt gefüllt, dann wird heißes Wasser nachgegossen. Dazu reichlich Zucker. Sonst trinke ich Tee immer ohne Zucker, aber der türkische muss süß sein. Auch Ruth und Fabian lassen je zwei Würfel in ihr Glas fallen. Sobald ein Glas leer ist, schenkt Ayşe nach.

Ich weiß noch, wie ich das erste Mal in einer türkischen Familie eingeladen war und dachte, ich muss jetzt bis ans Ende meiner Tage Tee trinken. Bis ich begriff, dass man den kleinen Löffel quer übers Glas legen muss. Das heißt, man hat genug.

Frau Öztürk stellt eine Schale mit Knabberzeug auf den Tisch. Haselnüsse, Kürbiskerne, Mandeln, geröstete Kichererbsen und noch irgendwas, das ich nicht kenne.

Sie setzt sich neben Ruth und nimmt deren Hand in die ihre. »Halef war bei dir in der Nacht, stimmt's?«

»Ruth scheint sofort zu wissen, was sie meint, denn sie nickt und sagt: »Ja.«

»Danke sehr vielmals. Ich war krank vor Sorge damals. Wusste nicht, wo der Junge ist. Ist einfach weggelaufen. Aber dann bei Fabian. Ich denke, gut, Fabian guter Junge, gute Familie. Danke vielmals.«

»Ach, schon gut. Fabians Freunde sind bei uns immer willkommen.«

»Aber jetzt?«, fragt sie.

»Jetzt ist Halef immer noch mein Freund«, sagt Fabian.

Ich schweige.

»Wie geht es Halef? Du warst doch bei ihm, oder?«, fragt Ruth.

»Wie ein Vogel im Käfig. Er ist traurig. Schlechtes Essen. Ich nicht verstehen. Warum sagt dieses Mädchen das? Halef ist kein Schwein. Die Nachbarn mich spucken. Warum mich? Was habe ich getan?« Ihre dunklen Augen sind wie schwarze Löcher, bodenlos, unsäglich traurig.

Ruths Antwort gleicht einem Spagat über einen Abgrund. Sie will Frau Öztürk trösten, aber trotzdem Petras Aussage nicht einfach wegwischen. Ich unterhalte mich mit Ayşe. Ich kann das Thema nicht mehr ertragen.

Halefs Vater kommt nach Hause, Ayşe bringt ihm die

Pantoffeln an die Tür. Der bullige Mann – graues Haar, wuchtige Stirn – begrüßt uns freundlich und höflich. Fabian steht auf und beide küssen sich auf die Wangen.

»Fabian, komm mal her«, sagt er dann und geht zur Balkontür. »Guck mal, meine Tomaten!«

Ich gehe auch hinterher. Der Balkon sieht aus wie ein Gemüsegarten. An der Wand ranken Bohnen hoch, in den Blumenkästen recken sich kleine Tomatenpflanzen, und auch sonst stehen überall Kisten mit Erde, aus der grüne Spitzen hervorlugen. Ich weiß von Halef, dass sein Vater früher Hühner auf dem Balkon gehalten hat, aber die Nachbarn haben sich beschwert und so mussten sie alle schlachten. »Der alte Bauer!«, hatte Halef gelacht. »Die kommen doch alle vom Dorf. Mein Onkel hat sogar mal 'ne Ziege auf dem Balkon geschlachtet.«

Nach einer Weile kommen Halefs Bruder Ercan, seine Frau Hatice und der kleine Zeki. Ein rundes, fröhliches Kinderknäuel. Er tobt auf dem Schoß seines Großvaters rum, dann schmeißt er sich auf Fabian. Er kann noch kein Deutsch, obwohl er schon drei Jahre alt ist. Ruth beschwört Hatice, den Jungen in einen deutschen Kindergarten zu geben, damit er noch vor der Schule genügend Deutsch lernt.

»Ja, will ich ja«, sagt Hatice. »Aber es gibt keinen Platz. Weil ich nicht arbeite, gibt's auch keine Dringlichkeit. Aber ich kann nicht arbeiten, wo soll ich denn Zeki lassen?«

Ruth und ich verabschieden uns. Fabian bleibt noch.

»Die arme Frau«, sagt Ruth auf dem Heimweg. »Was muss das für ein Scheißgefühl sein, wenn der eigene Sohn wegen Vergewaltigung im Knast ist. Wenn ich mir vorstelle, dass Fabian ...«

»Quatsch. Fabian doch nicht.«

»Ja, ja. Halefs Mutter glaubt ja auch nicht, dass er es war. Aber vielleicht gibt's ja doch bei ihr innen drin einen kleinen, leisen Zweifel. Auch der eigene Sohn kann einem sehr fremd sein. Vielleicht hat sie Angst, dass er wie sein Vater ist. Sag mal, hast du eigentlich inzwischen mit Petra gesprochen? Die muss doch wieder zurück sein?«

Das ist es ja, was die ganze Zeit an mir nagt, dass ich Petras Geschichte nur vom Hörensagen kenne. Klar, wir haben nie viel gequatscht, viel Zeit hatten wir ja auch nie, aber die wichtigsten Sachen haben wir uns schon erzählt. Obwohl – über Jungs oder Liebe hat Petra von sich aus nie geredet. Ich glaub auch nicht, dass sie schon mal einen Freund hatte.

»Die kleine Schwester hat gesagt, Petra will niemanden sehen von der alten Schule, auch mich nicht. Dann hab ich angerufen, und der Wollank hat gesagt, sie kann jetzt nicht, sie macht Schularbeiten, aber er wird's ihr ausrichten. Ich versteh ehrlich gesagt nicht, warum sie sich nicht meldet.«

Ohne ein Wort zu sagen, schlagen wir beide den Weg zum Kreuzberg ein. Ein großer Park mit Wasserfall,

Spielplatz, Liegewiesen. Mir ist, als würde ich jeden Strauch persönlich kennen, denn als Kinder haben wir jede freie Minute hier verbracht. Mai ist der schönste Monat im Jahr. Endlich ist alles grün, ein frisches, neues Grün in den verschiedensten Tönen. Der Flieder steht prall in den Knospen, es wird nicht mehr lange dauern, bis die weißen, hell- und dunkelvioletten Blüten durch den ganzen Park blitzen. Nach einer Weile sagt Ruth: »Vielleicht schämt sie sich.«

»Vor mir?«

»Vor allen, die von der Geschichte wissen.«

»Hmm.«

»Also, ich kann mir das schon vorstellen. Ich habe auch mal so was erlebt, keine Vergewaltigung, zum Glück nicht, aber für mich war's schon so was Ähnliches. Als ich vierzehn war, da wohnte ich mit meinen Eltern direkt an einem Park. Ich war abends mit einer Freundin im Theater gewesen, wir hatten beide denselben Heimweg. Als wir aus dem Bus stiegen, wollte ich durch den Park, sie die Straße lang. Ich protestierte, weil das ein Umweg war, aber sie sagte nur, geh nur, du wirst schon sehen. Ich hab gesagt, dann geh du eben die Straße und ich geh durch den Park. Angst hatte ich nicht, wovor auch. Und dann, an einer Ecke – unser Haus war schon fast zu sehen –, da pfiff mich plötzlich einer an, ganz leise, fordernd. Ich dreh mich um und sehe einen Mann mit offener Hose, der seinen riesigen Schwanz in der Hand hat und irgendwas murmelt. Erst war ich starr vor Schreck, dann bin ich gerannt wie verrückt. Mein Herz hat so geklopft, dass ich dachte, meine Brust platzt.«

»Ach, ein Wichser! Die sind doch harmlos.«

»Ja, aber das wusste ich nicht. Ich habe mich jedenfalls dermaßen geschämt und so eine Angst gehabt! Ich wusste überhaupt nicht, wohin mit mir. Und weißt du was? Ich habe mit niemandem darüber gesprochen, schon gar nicht mit meinen Eltern. Das ganze Thema war mir so unendlich peinlich. Und irgendwie hab ich auch gedacht, ich bin ja selber schuld, was gehe ich auch durch den Park. Bin ja schließlich gewarnt worden.«

»Und mit deiner Freundin hast du auch nicht darüber geredet?«

»Nein. Nie. Aber damals haben wir sowieso über solche Dinge nicht geredet. Bloß in Andeutungen. Oft hab ich über irgendwelche Bemerkungen gelacht ohne überhaupt zu verstehen, worum es ging.«

»Aber hör mal, die Zeiten sind doch vorbei!«

»Ja, vielleicht … also, ihr wisst heute bestimmt viel mehr als wir damals. Aber was mit den Gefühlen ist?«

Inzwischen sind wir oben beim Denkmal angekommen. Von dort hat man einen weiten Blick und kann die Stadt brummen hören. Wir stehen am Anfang des künstlichen Wasserfalls, der über große und kleine Steine bis hinunter in einen kleinen See springt. In gerader Linie weiter führt eine baumbesetzte Straße, die ganz am Ende von der oberirdischen U-Bahn überquert wird.

Wie eine Raupe ziehen sich die gelben Waggons über die Brücke. Wir machen uns schweigend auf den Heimweg. Jede hängt ihren Gedanken nach, auch mit Ruth kann ich gut still sein.

11

Ich halte das nicht mehr aus. Ich muss Petra sehen. Der muss es doch beschissen gehen. Und ich will von ihr selber wissen, wie das mit Halef war. Diese Ungewissheit macht mich total mürbe. Was für einen Grund sie auch haben mag, sich nicht zu melden, ich muss ihr wenigstens zeigen, dass ich zu ihr halte, dass sie nicht denkt, ich bin auf Halefs Seite, obwohl sie mich doch wirklich besser kennen müsste. Andererseits hat sie ja nicht gewusst, dass ich mich in Halef verguckt hatte. Das war so frisch gewesen, dass ich noch gar nicht mit ihr darüber reden konnte. Vielleicht hat ihr Vater ihr auch nichts von meinem Anruf gesagt. Der hat jetzt bestimmt so eine Angst um seine Tochter, dass er sie total abschotten möchte. Womöglich denkt er, er hat sie nicht genug beschützt. Denn Sorgen gemacht hat er sich doch, wegen der miesen Gegend, der Türken und so weiter. Immerhin hat Andrea gewusst, dass ich Halef kenne. Woher eigentlich?

Nach der Schule gehe ich an der Kneipe vorbei, bringe es aber nicht fertig, in den Hof zu gehen oder an der Wohnungstür zu klingeln. Ich habe keine Lust, mir wieder eine Abfuhr einzuhandeln. Die Kneipentür steht offen, drinnen sieht's aus wie immer. Wollank hinterm

Tresen, sonst niemand von der Familie zu sehen. Eine Weile noch lungere ich auf der Straße herum, will mir dauernd einen Ruck geben. Insgeheim hoffe ich, Petra zufällig zu treffen. Aber nichts geschieht und ich komme mir langsam ziemlich blöde vor. Ich gehe nach Hause und ärgere mich über mich selber.

Ruth sitzt in der Küche und liest Zeitung. Tinas Jacke hängt an der Garderobe, Fabians Zimmertür ist zu. »Viel Spaß«, knurre ich vor mich hin und gehe sofort in mein Zimmer.

»Hallo!«, ruft Ruth mir hinterher. »Kannst du nicht wenigstens Guten Tag sagen?«

»Kann ich nicht«, murmle ich, »weil der Tag beschissen ist!« Dann knalle ich die Tür hinter mir zu.

Kassette rein, Kopfhörer auf, Füße hoch, Augen zu. Heavy Metal, volle Pulle. Knack. Schon nach fünf Minuten ist die Kassette zu Ende.

Ich mache die Augen auf. Das hätte ich nicht tun sollen, denn mein Blick fällt auf den Stundenplan. Physik im dritten Block. Eine Klausur steht an. Und ich hab keinen Schimmer. Erst die andere Seite der Kassette. Aber ich kann nicht mehr so eintauchen wie vorhin. Ich schalte den Apparat ab. Scheißschule. Nie ist man fertig. Immer bleibt irgendwas zu tun. Und hast du das fertig, gibt's was Neues.

Aber als Erstes ziehe ich nicht mein Physikbuch aus dem Regal, sondern meine Fotomappe. Ich habe früher viel fotografiert. Zum siebten Geburtstag habe ich eine kleine Agfa-Klick bekommen, und dann habe ich geknipst, was ich spannend fand. Merkwürdige Sachen. Und wenn die Bilder entwickelt waren, habe ich sie in ein Album geklebt und kleine Geschichten dazu geschrieben. Zu jedem Bild eine. Ich wollte immer mal eine Serie machen, also, eine richtige, fortlaufende Geschichte, aber dazu bin ich nie gekommen.

Auf einem Bild sind zwei Kinderfüße zu sehen, leicht nach innen gestellt. Darunter steht: »Das sind die Füße von Fabian. Er geht immer über den großen Onkel. Umgekehrt finde ich schöner. Wie Charlie Chaplin.« Mein Lieblingsfoto zeigt eine Frau vom Hals bis zu den Oberschenkeln, der Text dazu lautet: »Das ist der neue Bikini von Ruth. Selber gehäkelt.« Und hier, auf diesem Bild, da sind nur zwei gemauerte Pfeiler zu sehen und dazwischen ein Drahtzaun. Die Erklärung: »Hinter diesem Zaun ist eine Wiese. Da sind lauter Gartenzwerge drauf. Bestimmt zwanzig. Und jeder anders.«

Warum habe ich eigentlich aufgehört mit dem Fotografieren? In der Oberstufe gibt's einen Fotokurs. Das wäre eigentlich ein Grund, Abi zu machen.

Aber erst die Physikklausur. Bevor ich das Fotoheft zuklappe, fällt mein Blick auf ein Bild von Petra. In der Kneipe habe ich sie fotografiert, hinterm Tresen. Sie musste sich auf die Zehenspitzen stellen, damit ihr Gesicht voll drauf kam. Die Nase nach oben gereckt, grinst sie frech und tut so, als ob sie einen Schnaps kippt. Ach, Petra.

Jetzt und sofort und auf der Stelle schreibe ich ihr. Ich reiße eine Seite aus meinem Ringheft und kritzle schnell zwei Zeilen hin, dass ich sie gerne sehen möchte.

Ich hab mich um eine Woche vertan. Die Klausur ist erst in der nächsten Physikstunde dran. So ein Quark. Bis dahin habe ich bestimmt alles wieder vergessen. Der Physikunterricht ist grauenvoll. Keiner kann den Wagner leiden, aber das kümmert den nicht. Er zieht seinen trockenen Unterricht durch, näselt seine Formeln vor sich hin und rastet bei jeder Kleinigkeit aus. Dann brüllt er wie ein Stier – nein, das ist ein blöder Vergleich, so eine hohe Stimme haben Stiere nicht – und er läuft rot an, vom Kehlkopf aufwärts bis zur Stirn. Aber heute können wir das nicht sehen, denn es ist stockdunkel. Irgendein Versuch mit Licht ist angesagt, deshalb sind die Vorhänge zu, und dann hat ein Witzbold die Hauptsicherung rausgedreht. Ein Gekreische und Gejohle wie im Kindergarten. Und natürlich muss einer von den Typen einem Mädchen unter den Rock greifen. »Pfoten weg, du Schwein!«, höre ich ganz in der Nähe. »Verstehst wohl keinen Spaß, eh?« Der Rest der Stunde geht im Chaos unter. Als endlich wieder Licht ist, kann Wagner gerade noch den Spruch »Das wird ein Nachspiel haben« loswerden, da klingelt's und alle stürmen raus zur Mensa. Ich habe die Schnauze voll, gehe allein in die andere Richtung. Manchmal denke ich wirklich, wir sind Ratten in einer merkwürdigen Versuchsanordnung.

Dahinten an der Ecke stehen ein paar Jungs aus der Achten. Ibrahim ist dabei, Hasans kleiner Bruder, der aber einen Kopf größer ist als Hasan. Eigentlich ein ganz friedlicher Junge, ich kenne ihn noch vom Hort. Aber jetzt steht Ibrahim voller Zorn vor einem blonden Kerl in Bomberjacke, dessen Haare an den Ecken ausrasiert sind. Von der Sorte gibt's noch einige bei uns, ich glaube, sie sind in einer Art Gang organisiert. Jedenfalls klopfen sie gerne große Sprüche. Ich hab aber noch nie was mit einem von denen zu tun gehabt. Ibrahim jedenfalls stößt diesen Typen, der kleiner ist als er, mit beiden Händen an die Schultern, dass der an die Wand schlägt. Andere Schüler stehen drum rum, aber machen nichts. Ibrahim brüllt auf Türkisch auf den Jungen ein. *Eşoğlue şek*, verstehe ich, Eselssohn, aber mehr nicht. Jedenfalls klingt es äußerst unfreundlich.

Am Ende des Ganges sehe ich Brandenburg kommen, der wird die beiden gleich trennen, bevor's ernst wird. Aber nichts da, der Lehrer dreht ab, biegt links in den nächsten Gang. Dabei hat er die Szene bestimmt gesehen.

»Los, Oliver, gib die zwei Mark!«, brüllt Ibrahim. »Gib her, du Schwein. Kleine Kinder beklauen!«

»Was für zwei Mark? Lass mich in Ruhe, du Arsch!«, schreit Oliver.

»Rück die Knete raus, mach schon!«

Wegen zwei Mark so ein Theater, denke ich und will gerade an den Jungs vorbeigehen, da sehe ich, dass der

Typ mit der Bomberjacke, dieser Oliver, ein Messer in der Hand hat. Schnapp, springt es auf »Na los, hol sie dir doch, wenn du dich traust, Kanake!«

Ibrahim weicht zurück, die Augen starr auf das Messer gerichtet.

Ach du Scheiße, denke ich. Was jetzt? Dazwischengehen? Damit ich das Messer abkriege? Soll ich laufen und einen Lehrer holen? Aber bis dahin ist es vielleicht längst zu spät. Wie angewurzelt bleibe ich stehen, komme mir vor wie im Film, im falschen.

»Stech doch zu, du Schwein! Du hast doch sowieso nur Scheiße im Kopf!«, schreit Ibrahim und will auf Oliver los.

In dem Moment schlägt einer von der Seite auf Olivers Hand, das Messer fällt auf den Boden, zwischen die beiden. Im Nu hat Ibrahim den Fuß drauf und stößt es mit einer schnellen Bewegung außer Reichweite. Dann tritt er zu, tritt dem anderen mit voller Wucht zwischen die Beine. Der krümmt sich, fasst sich mit den Händen an die Eier und schon schlägt ihm Ibrahim mit der Faust ins ungeschützte Gesicht. Olivers Kopf knallt an die Wand. Blut läuft ihm aus der Nase. Er reißt die Fäuste hoch und will auf Ibrahim los, aber der lässt ihm keine Chance, prügelt auf ihn ein, bis Oliver am Boden liegt. Dann hört er auf. Die anderen nicken beifällig, zwei klatschen.

»Geile Show, Mann«, sagt einer.

»Also, morgen bringst du die zwei Mark oder ich

schlag dich zu Brei«, schnauft Ibrahim. »Und wenn du noch mal meinen Bruder anquatschst, dann …« Er packt das Messer, stellt es mit der Spitze schräg an die Wand gelehnt auf den Boden und tritt dagegen. Die Klinge springt vom Schaft. Dann dreht er sich um und stapft los.

»Und, fühlste dich jetzt besser?«, frage ich und gehe neben ihm her.

»Quatsch.«

»Und warum machste so was? Wegen zwei Mark?«

»Ach, lass mich in Ruhe.«

»Eh, wegen zwei Mark einen so zusammenschlagen!«

»Zwei Mark! Und das Messer? Und weißt du, was der Arsch gemacht hat? Der und noch zwei mit diesen Amijacken? Meinen Bruder ham se beklaut. Den kleinen. Auf der Straße ham se ihm und seinem Freund Geld abgeknöpft. Wie findste denn das? Cool, wa?«

»Nee. Aber meinste, der hört jetzt damit auf? Der wartet doch bloß drauf, dass er den nächsten Kleinen sieht, und dann tobt er sich an dem aus.«

»Aber meinen Bruder lässt der in Ruhe.«

»Und das Messer? Wenn der nun …«

»Ach, der hat doch bloß Schiss. Der hat die Schnauze voll.«

»Glaub ich nicht.«

»Was soll ich denn machen, eh? Soll ich sagen, bitte, bitte, lass meinen kleinen Bruder in Ruhe? Du hättest mal sehen sollen, wie der nach Hause kam! Mann, der ist sechs, der ist noch 'n Baby! Da kann ich doch nicht zugucken. Der Typ muss 'n paar aufs Maul kriegen.«

»Und dann?«

»Scheißegal. Meinen Bruder lässt der jedenfalls in Ruhe.«

Mir fällt nichts mehr ein. Schläge, Messer, Knarre. Bumm. Der Letzte macht das Licht aus.

Als ich am Dienstagabend zum Volleyball gehen will, kommt mir Petra entgegen. Sofort muss ich an den Dienstag denken, als die Sache mit Halef passiert ist. Damals hab ich sie stehen lassen – das wird mir heute nicht passieren. Petra ist blass, hat Ränder unter den Augen.

»Hallo, Petra«, sage ich leicht unsicher.

»Hallo, Rebecca«, sagt sie. »Gehst du zum Volleyball?«

»Nein, jetzt nicht mehr. Komm, gehen wir rauf zu mir.«

»Nein – nicht zu dir.«

»Gut, wohin? Wie viel Zeit hast du?«

Sie grinst. So oft hat sich Petra heimlich von der Kneipe wegschleichen müssen. »'ne Stunde. Gehen wir auf den Kreuzberg?«

Wir laufen schweigend nebeneinander her. Gerade mal zwei Wochen ist die Sache her und mir kommt's schon ewig vor. Was soll ich bloß sagen? Vorsichtig schiele ich zur Seite, im selben Moment guckt auch Petra zu mir rüber. Wir müssen beide lachen.

»Hast du meinen Brief bekommen?«, frage ich.

»Ja, danke.«

»Wie ist die neue Schule?«

»Och, es geht. Muss ganz schön ackern. Aber ich will den Abschluss schaffen. Die Leute sind doof. So brav. Wie ist es denn bei euch?«

»Ach, wie immer. Biggi geht jetzt mit Sebastian.«

»Mit Sebastian? Dem Geist?«

»Ja, wo die Liebe so hinfällt.«

Sebastian kleidet sich immer nur schwarz, hat sich die Haare schwarz gefärbt, manchmal schminkt er sich das Gesicht weiß. Und als Gürtel trägt er eine Metallkette. Ein ganz stiller Typ, er tut nur so provokant.

Inzwischen sind wir auf dem Kreuzberg. Wir setzen uns auf ein kleines Stückchen Wiese neben den Wasserfall. Das Gras duftet frisch. Lange sagen wir nichts.

»Rebecca? Kannst du dir vorstellen, wie das ist, wenn so ein Typ sich auf dich drauf schmeißt?«

»Nee«, sage ich erschrocken. »Aber ich stell's mir total eklig vor.«

»Ja.«

Ich suche im Gras nach einem vierblättrigen Kleeblatt. Noch nie habe ich eins gefunden, aber ich versuche es immer wieder. Soll doch Glück bringen.

Petra spricht ganz leise, ich kann sie kaum verstehen. »Ich musste das alles auf der Polizei erzählen. Die Frau war ganz freundlich zu mir, verständnisvoll. Sie hat auch nicht nach Einzelheiten gefragt.«

»War dein Vater dabei?«

»Nee. Oder doch? Ich weiß nicht. Ich war so fertig.« Petra bindet die Schnürsenkel des linken Turnschuhs auf, bindet sie wieder zu, dann macht sie das Gleiche beim rechten.

»Du musst mir das nicht erzählen, wenn du es nicht willst, Petra.«

»Doch, ich will. Ich krieg das nicht aus dem Kopf, da drinne kreiselt es andauernd. Und immer das gleiche Bild: Du liegst da, du weißt, du kannst nichts machen ...« Petra guckt starr zum Wasserfall hinüber, als würde sie mit sich selbst und nicht mit mir sprechen. »Dann ... stößt der sein Ding in dich rein, du denkst, der spießt dich auf, so hart ist das ...« Sie stockt. »Und dann ... dann stößt und stößt der immer schneller und du könntest schreien und kannst es nicht. Du glaubst nicht, dass das dir passiert.«

Nervös fährt sie mit der Hand über den Rasen, eine unkontrollierte, abwesende Bewegung. Jetzt spricht sie wie gehetzt, als wolle sie es schnell hinter sich bringen.

»Es ist ... als ob du ein Stück Fleisch bist, nur Körper, der gar nicht mehr dir gehört. Ich meine, mit dem Kopf bist du ganz woanders, kannst nur denken, wann hört das auf, bitte, mach, dass das aufhört. Und dann, dann spritzt der diese Soße in dich rein und sie läuft an dir runter und es ist schmierig und eklig und dreckig. Und dann grinst der Kerl dich zufrieden an und fragt ganz freundlich, ob es dir Spaß gemacht hat ... Du bist wie taub, alles tut weh und du fragst dich, warum du … warum tut der das dir an?«

Ich könnte kotzen. Auf der Stelle. »Und das hat Halef gemacht, dieses Schwein«, sage ich.

Schweigen.

Schließlich sagt Petra: »Ich musste dir das erzählen. Ich hab immer das Gefühl gehabt, ich ersticke.«

»Und deine Mutter?«

»Meine Mutter? Ach, die hat mich in den Arm genommen und gesagt, Mädel, dass dir das passieren musste. Aber was gehste auch abends noch raus. Und dann konnte ich nichts mehr sagen. Wir reden sowieso nie viel, die ist ja auch meistens beschäftigt.«

»Und deine Tante in Bremen?«

»Die kenne ich doch kaum. Ich hätte dich beinahe angerufen, aber ich hab's einfach nicht geschafft. Ich schäme mich so. Deswegen bin ich dir auch erst ausgewichen. Und den anderen auch. Ich denke immer, man sieht mir das an. Manchmal denke ich, ich drehe durch. In meinem Kopf schwimmt's, und ich weiß nicht mehr, woran ich eben noch gedacht habe. Leer und taub.«

»Petra, ich …« Ich weiß überhaupt nicht, was ich sagen, wie ich sie trösten kann. Kann ich das überhaupt? Ich lege meinen Arm um sie und sie lehnt sich an mich.

Halef, dieses Schwein. Halef, dieses Schwein! Dauernd gehen mir diese Worte durch den Kopf. Und beinahe wäre ich auf diesen Schleimer reingefallen, der mit seinen kohlschwarzen Augen. Wie kann man so was einem anderen Menschen antun. Wie kann man da Befriedigung finden, wenn man einen anderen dazu zwingen muss. Diese Striemen! Der muss ja vielleicht zugedroschen haben. Sind die Typen alle so, abspritzen und fertig? Egal wie und bei wem? Jetzt fang ich schon an zu spinnen. Mit Michael war das doch ganz anders. Der hatte sich zwar schon irgendwie vorbereitet, aber er hat mich doch nicht überrumpelt oder so. Ich wollte ja auch, und ich glaube, ich hätte es schon witzig gefunden, ihn ganz in mir drinnen zu spüren.

Ich merke, wie ich versuche, den Männern auf der Straße – und zwar besonders den Türken – anzusehen, ob sie Vergewaltiger sind. Abends drehe ich mich hektisch um, ob mir einer hinterhergeht. Bevor ich unseren Hauseingang betrete, gucke ich, ob auch kein Mann in der Nähe ist. Ich finde das ja selber albern, aber ich kann mir nicht helfen.

Wie muss das erst Petra gehen? Und das Schlimmste ist ja, sie hat Halef vertraut. Das war ja kein Wildfremder, der da plötzlich über sie hergefallen ist.

Trotzdem, ich werde mich deswegen noch lange nicht in der Wohnung eingraben. Auf alle Fälle stecke ich mir die Dose mit Tränengas ein, die ich im Flur in der Kommodenschublade gefunden habe. Keine Ahnung, ob das was nützt, aber vielleicht fühle ich mich damit sicherer.

Aber weit gefehlt. Wir sind ins Kino gegangen, Biggi,

Sebastian und ich. Hinterher hab ich noch überlegt, ob ich die beiden bitten soll, mich nach Hause zu bringen, ist ja nur zwei Straßen weiter und fast auf dem Weg zu der Disco, wo die beiden noch hin wollten. Aber ich habe mich nicht getraut zu fragen. Also bin ich allein gegangen, das Tränengas sprühbereit in der rechten Hand. Als ich von der gegenüberliegenden Straßenseite zu unserer Haustür hinübersehe, lehnt da ein Typ an der Wand, direkt neben der Tür, offenbar angesoffen. Einen Moment lang bleibe ich erschrocken stehen. Wie soll ich denn an dem vorbei? Das Tränengas zücken und durch? Vielleicht ist der ja auch ganz harmlos, aber wie kann ich das wissen? Dieses verdammte Misstrauen. Während ich langsam weitergehe, überlege ich fieberhaft, was ich machen soll. Oben in unserer Wohnung brennt kein Licht. Also hat es keinen Zweck, zur Telefonzelle zu gehen und anzurufen. Weit und breit kein Mensch auf der Straße. Kein Hundebesitzer mit seinem lausigen Köter, kein Liebespärchen, keine Bullen, die nun schon gar nicht. Nichts und niemand. Ab und zu fährt ein Auto vorbei. Aber das nützt ja nichts. Soll ich warten, bis der Typ verschwindet? Das kann ewig dauern. Dann fällt mir die Pizzeria an der Ecke ein, wo wir öfter hingehen. Ich frage einfach den Francesco, ob er mich eben nach Hause bringt.

Ich schaue noch mal rüber zur Haustür. Der Typ rührt und rührt sich nicht. Also, gut, die Pizzeria. Glücklicherweise ist Francesco auch da. Ich stelle mich eine Weile an die Tür. Es ist ziemlich voll, die Leute stehen und warten auf einen freien Tisch. Als Francesco mich endlich sieht, strahlt er mich fröhlich an mit seinen flinken kleinen Augen, die fast unter seinem Wuschelhaar verschwinden, sagt aber gleichzeitig bedauernd: »Kein Tisch frei, Signorina, *mi dispiace!*«

»Ich will gar nicht essen, Francesco. Hast du mal zwei Minuten Zeit für mich?«

»Jederzeit, *bella,* aber jetzt? Guck doch mal, was hier los ist.«

Ja, ja, das seh ich ja auch, aber der Kerl an der Tür ... »Francesco, ich ... Ich trau mich nicht ins Haus. Da steht ein Typ in der Tür und ...!«

»Und den soll der große Francesco aus dem Weg pusten, ja? *Un momento, prego.*« Dann ruft er seinem Kollegen was zu und wir beide gehen raus. Mein Gott, komm ich mir lächerlich vor.

Der Typ steht immer noch am Hauseingang. Ich tu so, als wär nichts, stecke den Schlüssel ins Schloss, sage locker: »*Ciao,* Francesco, danke!« Der winkt mir zu und wartet noch, bis ich durch die Tür bin und von innen wieder abgeschlossen habe. Puh! Ich habe fast das Gefühl, der Typ an der Tür wollte mit mir ins Haus. Vielleicht hat er einfach nur einen Schlafplatz gesucht. Pech gehabt.

Als ich oben bin, schmeiße ich die Tränengasdose wieder in die Schublade. Mut brauche ich, keine Waffen.

12

Zwischen Fabian und mir herrscht Grabesstille. Ich habe ihm erzählt, was ich von Petra weiß. Für mich gibt es nun nicht den Hauch eines Zweifels mehr. Ich habe ihm natürlich nicht alles im Detail gesagt – das hätte ich gar nicht fertig gebracht –, aber er hat's auch so begriffen. Hat mich mit großen Augen angeguckt, richtig bestürzt. Und dann hat er leise gesagt: »Trotzdem – solange Halef es nicht zugibt, glaube ich ihm. Ich kann mir das einfach nicht vorstellen, dass er so gemein sein kann. Ich kenne ihn schon so lange. Und im Grunde hasst er seinen Vater, weil der so brutal zu seiner Mutter ist. So einer kann doch dann nicht selber ein Monster werden. Das geht mir einfach nicht in den Kopf.«

Irgendwo muss es Grenzen geben, auch bei der besten Freundschaft. Ich kann nicht begreifen, dass Fabian nicht wenigstens versucht, mehr aus Halef rauszukriegen. Als ob er die Augen zumacht, sich die Ohren verstopft, weil einfach nicht sein kann, was nicht sein darf. So eine Haltung lehne ich ab. Ich rede nicht mehr mit ihm. Und Halefs Familie gehe ich auf keinen Fall mehr besuchen. Es stimmt nicht, was Ruth gesagt hat. Die Mütter erziehen schließlich ihre Söhne, ein bisschen Verantwortung haben die auch. An Kuckuckseier glaube ich nicht. Eine Sache will mir nicht aus dem Kopf. Was ist, wenn Petra schwanger ist von Halef? Das kann doch sein, oder? Kinder können auch ohne Liebe gezeugt werden, da bin ich mir verdammt sicher. Neulich, auf dem Heimweg vom Kreuzberg, haben wir ausgemacht, wie wir uns verabreden können, denn Petras Alter behandelt sie wie ein rohes Ei. Sie soll sich schonen, sagt er. Es reicht, wenn sie zur Schule geht und lernt. Und außerdem hat er irgendwie spitzbekommen, dass Halef in unserer Familie ein und aus ging. Deshalb hat er Petra jeden Kontakt mit uns strikt verboten – ihr zuliebe, wie er betont hat. Und zu mir war er immer scheißfreundlich! Am Dienstag konnte Petra nur raus, weil der Alte beim Zahnarzt war. Jedenfalls soll ich, wenn ich Petra sprechen will, bei Petra in der Wohnung anrufen und es zweimal klingeln lassen. Wenn sie allein ist, ruft sie zurück.

Ich schnappe mir das Telefon und gehe damit in mein Zimmer – die lange Schnur reicht bis dahin. Fabian wuselt in der Küche rum. Der braucht nicht unbedingt mitzukriegen, was ich mit Petra rede. Es klappt. Fünf Minuten später ruft Petra zurück.

»Petra, ich habe gedacht, also, ich will das alles nicht noch mal aufrühren, aber … wenn du nun schwanger bist?«

Schweigen. Oje, hätte ich lieber nicht fragen sollen?

Dann sagt sie ganz leise: »Ich weiß nicht. Ich habe meine Tage noch nicht gekriegt.«

»Au, Scheiße.«

»Ich … Rebecca, ich muss auflegen. Ruf am Sonntag noch mal an. Vormittags.« Das Letzte kann ich kaum noch verstehen. Offenbar ist jemand gekommen.

Ich lasse mich nach hinten auf mein Bett fallen. Meine Güte, auch das noch.

Die Zeit bis Sonntag geht überhaupt nicht vorbei. Sonnabend habe ich ein Volleyballturnier, aber ich spiele so schlecht, dass ich bald ausgewechselt werde. Missmutig gehe ich nach Hause, ohne das Ergebnis abzuwarten. Biggi ruft an, ich soll mit auf eine Fete gehen. Na gut, denke ich, vielleicht lenkt mich das ab.

Aber es war nur öde. Alle haben sich gelangweilt, um halb elf war das Bier alle, die Musik war beschissen und dann war da noch so ein aufdringlicher Typ, der sich für unwiderstehlich hielt. Da zieh ich mir lieber zu Hause den Spätfilm rein.

Sonntagvormittags. Wann ist Sonntagvormittag? Um zehn, um elf, um zwölf? Wenn Petra schwanger ist, muss sie abtreiben lassen. Jedenfalls würde ich das tun. Angenommen, das Kind hat dieselben Augen wie Halef! Und was würde aus der Lehrstelle? Mit sechzehn schon ein Kind! Aber Angst hätte ich auch. Ich hab mal ein Buch gesehen, mit Bildern von Embryos und Föten. Unvorstellbar, dass so etwas in einem wächst. Und das dann kaputtmachen? Aber was bleibt Petra anderes übrig? Ist ein Kind ein Kind, egal wie es entstanden ist?

Um halb elf wähle ich Petras Nummer. Lasse zweimal klingeln. Nichts passiert. Um elf steht Fabian auf und telefoniert sofort eine halbe Stunde lang. Ich könnte wahnsinnig werden. Um halb zwölf probiere ich es noch mal. Und kurz darauf ruft Petra zurück.

»Und?«, frage ich nervös.

»Alles klar! Gestern ging's los! Ich habe meine Unterhose geküsst vor Freude.«

»Mensch, ein Segen!« Ich atme erst mal tief durch.

»Das war das Schlimmste. Ich weiß nicht, was ich gemacht hätte, wenn ... wenn ...«

»Das brauchst du jetzt nicht mehr zu überlegen, Petra.«

»Da hast du Recht, aber das wäre wirklich ... Na ja, ist vorbei.« Sie scheint sich einen Ruck zu geben. »Danke, Rebecca.«

»Wofür denn?«

»Ach, überhaupt. Wir müssen Schluss machen. Tschüs.«

»Tschüs.« Behutsam lege ich den Hörer auf die Gabel. Was hat sie wohl damit gemeint, mit dem: »Ich weiß nicht, was ich gemacht hätte, wenn ...?« Das muss alles noch viel schlimmer sein, als ich mir das ausmalen kann. Jeder Mensch steckt in seiner eigenen Haut.

Wieder kann ich einen Schultag abhaken. Bis zu den Ferien ist es nicht mehr sehr lange, aber zuvor gibt's noch reichlich Klausuren, das stresst.

Als ich aus dem U-Bahnhof komme, stehen rechts und links am Ausgang zwei dieser »Haste-ma-ne-Mark-Typen« – Jungs und Mädchen in meinem Alter oder ein bisschen älter, in schwarzen, abgerissenen Klamotten, Kampfstiefeln. Sie hauen jeden, der aus der Bahn kommt, um Knete an. Ich zucke gerade bedauernd die Schultern, da stoße ich fast mit Gülay zusammen, Hüseyins Schwester.

»Kommst du mit?«, strahlt sie mich an. »Ich will mir Ohrringe kaufen. Du kannst mir aussuchen helfen!«

Wir stürzen uns ins Kaufhaus und probieren eine Million Ohrringe an. Die Verkäuferin dreht bald durch, aber das macht uns nichts. Nachdem wir jede ein Paar erstanden haben – meine sind türkisfarbene Federn, Gülay entscheidet sich schließlich für bunt schillernde Dreiecke –, durchkämmen wir noch die Klamottenabteilung und gucken auch nach Schuhen. Aber da wir beide blank sind, haben wir bald genug. »Komm doch mit, Tee trinken«, schlägt Gülay vor. »Du warst so lange nicht mehr bei mir. Bitte!«

Natürlich reden wir über Halef und Petra. Gülay hat zwar davon gehört, weiß aber nichts Genaues.

»Eh, das kann doch nicht sein!«, sagt sie schließlich. »Das kann überhaupt nicht wahr sein!«

»Was?«, frage ich verunsichert. Zweifelt sie an Petras Aussage? Hält sie zu Halef?

»Das Ganze! Das ist doch verrückt. Da stimmt was nicht!«

»Ach, Gülay. Schön wär's ja. Aber es ist nun mal passiert, so und nicht anders. Ich kapier's ja auch nicht.«

Hüseyin kommt nach Hause. Der Blaumann steht ihm wirklich gut, er sieht aus wie ein Profi. Er verschwindet gleich im Bad, um sich zu waschen und frische Sachen anzuziehen. »Gülay, wo ist meine Hose?«, ruft er. »Ein Hemd brauche ich auch!«

Gülay steht auf und holt ihm das Zeug.

»He, spinnst du?«, sage ich. »Du bist doch nicht sein Dienstmädchen!«

»Wenn der an den Schrank rangeht, dann schmeißt er bloß alles durcheinander«, lacht sie.

Schließlich kommen auch die Eltern. Sie arbeiten beide in einer Metallfabrik. Die Mutter verschwindet gleich in der Küche, das Abendessen vorbereiten.

»Na, meine Tochter«, begrüßt mich Gülays Vater Ali. »Endlich mal wieder hier? Wie geht's dir? Was macht deine Mutter?« Seiner Tochter gibt er einen Kuss, dann klopft er an die Badezimmertür. »Mach schon, ich will mich waschen.«

»Du bleibst doch zum Essen?«, fragt Gülay. Warum nicht. Zu Hause ist sowieso nichts los. »Dann komm mit in die Küche.«

Gülays Mutter Gönül küsst mich auf beide Wangen. »Na, wie geht's dir? Alles klar?«

»Alles klar. Und dir?«

»Ach, danke. Scheißfabrikarbeit. Immer Kopfschmerzen. *Erol nerede, Gülay?*«

»Auf dem Hof.«

»Onu çağir. Yirkansın.«

Gülay ruft in den Hof hinunter und ihr kleiner Bruder Erol kommt auch sofort hoch. Er sieht aus wie ein Bauarbeiter, verdreckt von oben bis unten.

Die Mutter erwischt ihn gleich an der Tür und schimpft sofort los: »Wie siehst du aus? Scheißedreck! Was hast du gemacht, he?«

»Ich hab gespielt, *anne*, da war ...«

Sie lässt ihn gar nicht ausreden, sondern zerrt ihm grob die Sachen vom Leib. »Was sollen die Leute denken, du? Scheißetürken, immer dreckig, oder wie? Mein Sohn Schwein, oder wie? Alle Deutschen denken, Türken Schweine. Und Sachen gehen kaputt, Mama neue kaufen, was?« Und dann kippt sie noch einen Schwall auf Türkisch hinterher. Sie ist völlig außer sich, der Junge weiß gar nicht, wie ihm geschieht.

»*Anne*, jetzt hör doch auf!«, sagt Gülay. »Das geht doch in der Wäsche wieder raus.«

Endlich hat sich Erol aus dem Griff seiner Mutter gewunden und verschwindet im Kinderzimmer. Er heult wütend.

Als das Essen auf dem Wohnzimmertisch steht, hat sich die Stimmung wieder beruhigt. Erol, dem Jüngsten, kann sowieso keiner lange böse sein.

Es gibt Linsensuppe – rote, passierte Linsen, mit Zitrone abgeschmeckt –, Lammfleisch mit Kartoffeln in einer dünnen Soße, gemischten Salat mit viel Petersilie und dazu jede Menge Brot. Den Salat essen wir gemeinsam von der flachen Schale, das andere Essen bekommt jeder einzeln auf einem Teller serviert. Dazu läuft der Fernseher, türkisches Programm.

Vorhin hab ich mit Gülay darüber gesprochen, ob sie nicht Lust hat, mit nach Italien zu kommen. Jetzt ist ein günstiger Moment zu fragen.

»Ali *amca*«, sage ich, das heißt Onkel Ali. Ich weiß, dass er sich über diese Anrede freut. »Wir wollen im Sommer mit den Falken nach Italien fahren. Darf Gülay mit?«

»Ich will auch mit!«, kräht Erol.

»Halt die Klappe!« Gülay stößt ihn in die Seite.

»Falken? Was ist das?«, fragt Gülays Mutter.

»Eine Jugendorganisation.«

»Jungenorganisation? Kommt gar nicht in die Tüte!«, sagt Ali *amca* und grinst dabei.

»Papa, du bist doof. Hör doch mal richtig hin! Jugend! Da fahren lauter Jugendliche mit. Aber mit Betreuern.«

»Und auch Jungen, was?«

»Aber auch viele Mädchen«, sage ich.

»Nee, nee, das ist zu gefährlich!«

»Mensch, Papa! Die Reise ist ganz billig! Und drei Wochen lang Italien. Ich wollte schon immer mal nach Italien. *Anne*, sag du doch mal was!«

»Ich weiß nicht. Wir wollen doch in die Türkei.«

»Ach, immer in die Türkei. Und aufs Dorf. Ist doch langweilig. Bitte, Papa!«

»Aber was ist mit den Jungen?«

»Ach, Ali *amca,* die machen doch nichts. Ich darf doch auch mit.«

»Dann soll Hüseyin mitfahren und aufpassen.«

»Ich bin doch nicht blöd!«, braust Hüseyin auf. »Die kann auf sich alleine aufpassen. Außerdem habe ich in der Zeit gar keinen Urlaub.«

Ali schüttelt den Kopf. »Also, ich weiß ja nicht ...«

»Also ja!«, jubelt Gülay. »Ja, *anne?*«

»Mal abwarten.«

Zu Hause ist die Stimmung miserabel. Fabian kapselt sich ab, wenn er überhaupt da ist. Er zeichnet viel. Vor allem Straßenszenen sehe ich an der Wand hängen, jede Menge Skizzen.

Der Haushalt funktioniert nicht, unser eingespielter Rhythmus ist aus dem Takt. Ruth übernimmt zwar stillschweigend mehr, aber sie hat eine Laune, die nicht zum Aushalten ist. Und ich sehe überhaupt nicht ein, warum ich Fabians Kram mitmachen soll. Also drücke ich mich auch, soweit es nur geht.

Wenn Fabian und ich in der Küche sind, ist nur der Fernseher zu hören. Den lassen wir laufen, um das Schweigen zwischen uns zu übertönen.

Ruth hat einmal einen Anlauf genommen und versucht, mit uns beiden zu reden. »Hört mal, ich halte das nicht mehr aus. Die Stimmung hier ist ja zum Davonlaufen! Jetzt seid doch nicht albern. Das Leben besteht doch nicht nur aus Halef und Petra. Wartet doch erst mal den Prozess ab.« Aber damit ist sie bei uns auf Granit gestoßen. Wenn sie gehört hätte, was Petra mir erzählt hat! Ich habe es ihr natürlich auch gesagt, nicht nur Fabian, aber eben nur die Fakten. Ich weiß auch, dass sie mich versteht, ich weiß genau, dass sie nachempfinden kann, was Petra erlebt hat. Aber gleichzeitig hat sie akzeptiert, dass Fabian zu Halef hält. »Er kann sich Halef ebenso wenig als brutalen Vergewaltiger vorstellen wie sich selbst. Stell dir vor, du bist ein Mann und wirst mit allem, was Männer anrichten, identifiziert.«

»Ich bin aber kein Mann. Und ich muss aushalten, was die anrichten. Sollen die sich doch um sich selber kümmern«, antworte ich trotzig. Immer will Ruth ausgleichen, es allen recht machen. Soll sie doch auch mal Stellung beziehen, verdammt noch mal.

Hat sie inzwischen. Aber auf ihre Weise. Sie hat sich einfach verdrückt. Sie war nach dem Spätdienst nach Hause gekommen, in der Küche stapelte sich das Geschirr, nichts war gekocht und der Kühlschrank war auch leer. Ich hatte in meinem Zimmer gehockt, Kopfhörer auf den Ohren, und war in einen Roman vertieft. Keine Ahnung, wo Fabian war. Ich hatte Ruth gar nicht kommen gehört. Plötzlich riss sie mir die Kopfhörer von den Ohren, feuerte mit einem Griff das Buch in die Ecke und brüllte los: »Jetzt reicht's mir aber, das ist ja nicht zum Aushalten. Wo ist Fabian? Ich kann das Geld verdienen und ihr liegt auf der faulen Haut! Ihr spielt wohl alle total verrückt. Bin ich euer Dienstmädchen, oder was?«

Sie stampfte im Zimmer auf und ab. Dann sagte sie etwas leiser: »Ich geh zu Erhard, seht doch zu, wie ihr alleine fertig werdet!« Knallte die Tür hinter sich zu und weg war sie.

Das war vor drei Tagen, seitdem ist sie nicht mehr aufgetaucht. Und Fabian und ich sind umeinander herumgeschlichen. Doch heute am frühen Abend ackert sich Fabian plötzlich durch den Geschirrberg in der Küche. Auf dem Tisch stehen zwei eingepackte Pizzas aus dem Restaurant an der Ecke.

Ein Friedensangebot?

»Hat Ruth angerufen?«, frage ich vorsichtig.

»Nein.«

Hat er auch für mich eine Pizza gekauft oder erwartet er Tina? Er dreht mir den Rücken zu, ich kann sein Gesicht nicht sehen.

»Haste Hunger?«, fragt er. »Ich hab Pizza gekauft.«

»Für mich?«

»Für wen denn sonst? Hier ist doch sonst keiner!«

Fabian hält Streit nicht lange aus. Wenn's kracht, ist er meist derjenige, der den ersten Schritt macht. Zwar gibt er nie richtig zu, dass er vielleicht Unrecht hatte, aber er zeigt es deutlich genug, so dass Worte überflüssig sind.

Wir essen zusammen und bringen sogar ein halbwegs vernünftiges Gespräch zu Stande. Allerdings – das strittige Thema lassen wir außen vor.

Am nächsten Tag ist Ruth wieder da, als wäre nichts gewesen. Wir sitzen zu dritt in der Küche und sehen Nachrichten.

Das Telefon klingelt. Fabian und ich springen gleichzeitig auf. Ich bin schneller als er: »Hallo.«

»Tag, Georg Altenheimer hier. Ist Fabian da?«

»Moment bitte. – Fabian, für dich.«

Nach zwei Minuten ist er zurück. »Der Prozess gegen Halef ist schon kurz vor den Sommerferien. Die haben noch einen Termin freigehabt. Und von Abschiebung wurde was gemunkelt«, sagt er bedrückt.

»Nun warte doch erst mal ab, was der Prozess bringt«, versucht Ruth ihn zu beruhigen.

»Was soll der schon bringen? Halef sagt, er war's nicht, und so steht Aussage gegen Aussage. Der Altenheimer weiß gar nicht, wie er Halef verteidigen soll. Am liebsten würde er mit Petra sprechen.«

»Der hat wohl 'n Vogel«, sage ich. »Der soll sie bloß in Ruhe lassen!«

»Ich fürchte, das wird im Prozess nicht gehen«, meint Ruth zweifelnd. »Da wird sie sehr genau befragt werden.«

»Warum gibt der Scheißtyp das bloß nicht zu! Dann wäre alles klar!«, sage ich.

»Weil er's nicht war, kapier das doch mal!«, schreit Fabian.

Ich gehe aus der Küche. Halef interessiert mich einen Scheißdreck. Soll er im Knast verschmoren.

Inzwischen kann Petra ab und zu mal am Nachmittag raus, abends nicht. Sie wirkt etwas entspannter, ist auch nicht mehr ganz so blass. Jedenfalls sieht man ihr nicht an, was sie durchgemacht hat. Ein normales sechzehnjähriges Mädchen, dunkle Haare, hinten kurz geschnitten, oben lang, neuerdings mit einem leichten Rotstich, ein paar Sommersprossen im Gesicht. Meist gehen wir auf den Kreuzberg, manchmal ist auch Biggi dabei. Zu mir nach Hause will Petra nicht. Ich glaube, sie will Fabian aus dem Weg gehen, überhaupt den Jungs, die sie kennt.

Wir quatschen über die Schule und alles Mögliche und wagen sogar zu überlegen, ob Petra vielleicht im Sommer mit ins Ferienlager darf. Biggi und ich und noch ein paar andere haben uns schon angemeldet – Gülay hat ihre Eltern noch immer nicht endgültig rumgekriegt. Wir wollen versuchen, ob einer von den Falken mal bei den Eltern vorbeigeht, um sie zu überzeugen. *Bella Italia,* wir kommen! Und wir werden deinen hübschen Jungs die Köpfe verdrehen. Mal sehen, wer hier wen verführt!

Bei solchen Sprüchen bleibt Petra allerdings still. Und als Biggi und ich das merken, halten wir auch den

Mund. Aus Jux fangen wir sogar an, ein bisschen Italienisch zu lernen.

Bloß der Prozess scheint Petra mächtig Sorgen zu bereiten, deshalb meide ich dieses Thema und alles, was damit zusammenhängt. Ich glaube, sie hat Angst, dort ausgequetscht zu werden. Ein Glück – die Öffentlichkeit wird ausgeschlossen sein. Das weiß ich von Fabian.

13

Schon beim Aufschließen der Haustüre höre ich, dass Ruths Freundin Charlotte da ist. Diese dröhnende Stimme ist nicht zu verwechseln. Die beiden Frauen sind so was von verschieden. Ruth ist eher ein unscheinbarer Typ. Sie hat eine Nullachtfuffzehn-Figur, kauft die Klamotten von der Stange und macht sich keinen Kopf. Charlotte hingegen! Also, sie ist eine gewaltige Frau. Nicht fett, aber groß und kräftig und hüllt sich in die extravagantesten Flatterfetzen. Und immer trägt sie eine Kopfbedeckung – ein Tuch, einen Hut, ein Stirnband. Selbstverständlich die Brille immer passend zum restlichen Outfit. Ich weiß nicht, wie viele Brillen sie besitzt oder ob sie überhaupt eine tragen muss. Jedenfalls ist eine Brille ein absolutes Muss der ganzen Erscheinung.

Wenn Charlotte in unsere Wohnung stürzt, dann bringt sie den Hauch der weiten Welt mit. Erzählt von Konferenzen und Filmpremieren – immer aus weiblicher Sicht. Denn sie ist auf Frauenthemen spezialisiert und sie ist bekannt wie ein bunter Hund, vor allem bekannt für ihr Schandmaul. Ich habe sie mal im Radio gehört, sie ist wirklich witzig und gnadenlos scharf in ihren Attacken gegen Frauenfeindliches.

Manchmal lädt sie uns in piekfeine Lokale zum Essen

ein. Das Größte war mal ein japanisches Restaurant, wo die winzigen wie gemalt wirkenden Portionen auf einer Kochplatte direkt vor unserem Tisch zubereitet wurden. Das Menü kostete fünfundachtzig Mark! Und wir waren zu viert! Ehrlich gesagt, so gut geschmeckt hat es mir gar nicht, aber es war schon ein Erlebnis.

Immer wenn Charlotte auf Reisen geht, bringt sie uns ihren Kater in Pflege. Fritzi ist eine mindestens so eindrucksvolle Persönlichkeit wie Charlotte. Wenn sie ihn bei uns aus dem Korb lässt, stiefelt er erst mal zutiefst beleidigt aus dem Raum. Er würdigt Charlotte ab sofort keines Blickes mehr, lässt sie eindeutig spüren, wie unverschämt er es findet, bei uns abgestellt zu werden. Charlotte liebt Fritzi abgöttisch. Sie liest ihm jeden Wunsch von den Augen ab. Er frisst Kalbsleber und Schabefleisch, Fischfilet und Hühnerbrust. Dosenfutter verabscheut er. Aber bei uns kriegt er nichts anderes. Ruth weigert sich, einem Kater so teures Zeug zu füttern, was sie außerdem noch extra einkaufen müsste. Deshalb bringt Charlotte neben Katzenklo und Katzenstreu auch eine Tüte mit Dosen mit – natürlich auch hier die edelste Marke.

Fritzi hat sich also irgendwo in der Wohnung verkrümelt, Charlotte und Ruth trinken Kaffee. Ich setze mich dazu, aber bald merke ich, dass ich gar nicht richtig zuhöre. Zwischen zwei Sätzen packt mir Charlotte ein Stück Apfelschnitte mit Sahne auf den Teller, aber als ich den ersten Bissen nehme, habe ich das Gefühl, die weiche Masse in meinem Mund quillt auf, ich kann kaum schlucken. Und kalt ist mir auch.

Ruth guckt mich prüfend an. »Was ist mit dir? Du wirst doch nicht etwa krank?«

»Ach, ich bin nur müde«, sage ich und verziehe mich in mein Zimmer. Kaum habe ich mich aufs Bett gelegt, bin ich auch schon eingeschlafen. Eine Stunde später wache ich auf, bin völlig verschwitzt. Alles klebt. Mühsam hole ich mein Bettzeug aus der Truhe, ziehe mich aus und lege mich wieder hin. Einen Moment später steckt Ruth den Kopf durch die Zimmertür.

»Na, was ist denn mit dir, meine Kleine? Hat's dich erwischt?« Sie setzt sich an mein Bett und berührt mit den Lippen meine Stirn. »Oje, das fühlt sich ja schwer nach Fieber an. Willst du was trinken? Soll ich dir Wadenwickel machen?«

»Bloß nicht!«, murmle ich. Damit hat sie uns immer traktiert, als wir kleiner waren. Möglichst wenig Medikamente war ihre Devise.

Sie schickt Fabian Orangensaft und Zitronen kaufen. Das sind ihre anderen Hausmittel gegen Grippe. Ich trinke brav den Saft. Jeder Knochen tut mir weh, das Fieber brennt, ich döse und dämmere mit geschlossenen Augen vor mich hin. Später kommt Fabian kurz rein, ob ich was brauche? Wie aufmerksam. Aber ich will nichts, bloß in Ruhe sterben. »Lass die Tür auf!«

Ich liege auf dem Rücken und beobachte, wie die letzten Sonnenstrahlen alles in ein rötliches Licht tauchen und wie es langsam dämmerig wird. Die Gegenstände im Zimmer verlieren ihre Konturen. Bevor es ganz dunkel ist, bin ich wohl eingeschlafen. Irgendwann nachts wache ich auf. Im Flur ist noch Licht, und ich höre, wie die Haustür aufgeht.

Es ist Ruth, sie kommt gleich in mein Zimmer. »Na, meine Kleine, wie geht's?«

»Beschissen!«

»So schlimm? Brauchst du was?«

»Orangensaft.«

Sie bringt den Saft und fragt dann: »Hast du eigentlich Fritzi gesehen? Ich finde ihn nirgends.«

»Nee.«

»Na ja, der wird sich irgendwo verkrochen haben.« Mit einem feuchten Lappen wischt sie mir die Stirn ab und schüttelt meine Bettdecke auf. »Weißt du was?«, sagt sie. »Ich mache morgen blau. Hab sowieso keine Lust aufs Amt. Dann kann ich dir ein bisschen Gesellschaft leisten.«

Ich finde den Schlaf nicht wieder. Nass geschwitzt wälze ich mich hin und her. Alles Mögliche schießt mir durch den Kopf, aber ich kann mich auf keinen Gedanken konzentrieren. Will ich mich erinnern, woran ich eben noch gedacht habe, ist es plötzlich schmerzhaft leer im Gehirn. Und ein Druck hinter der Stirn, als ob der Gedanke sich rauspressen will, durch den Knochen durch.

Plötzlich sehe ich Halef vor mir, in einem Käfig, der

aussieht wie ein Vogelbauer, und er rüttelt verzweifelt am Gitter. Jetzt verwandelt er sich in einen bunten Papagei und krächzt unentwegt: »Du Schwein! Du Schwein!« Dann wird ein Tuch über den Käfig geworfen. Aber darunter tönt es immer noch hervor: »Du Schwein! Du Schwein!« Ein Windstoß, und ein Fenster springt auf. Der Käfig mit dem Papagei und dem Tuch darüber schwebt hinaus und verliert sich im blauen Himmel.

Dann bin ich aber wohl doch fest eingeschlafen. Als Ruth am Morgen in mein Zimmer kommt, erwache ich aus tiefem Schlaf. Das Fieber scheint etwas gefallen zu sein. Ruth drückt mir ein sauberes Nachthemd in die Hand und schickt mich ins Bad, derweil lüftet sie mein Zimmer und bezieht mein Bett frisch. Als ich wieder drin liege, fühle ich mich entschieden wohler, habe auch Lust auf das Frühstück, das Ruth auf einem Tablett für uns beide hergerichtet hat.

Fritzi ist immer noch nicht aufgetaucht. Ruth sucht ihn überall, guckt unter jedes Möbel, in jede Ecke. Schließlich geht sie zu Fabian rein, der noch schläft, weil er erst mittags in die Schule muss. Eigentlich kann Fritzi da nicht sein, denn Fabian kann ihn nicht leiden. »Eingebildetes Vieh«, sagt er. Die Liebe muss gegenseitig sein, denn Fritzi lässt sich von Fabian nie streicheln. Von mir schon. Manchmal schläft er sogar in meinem Bett, rollt sich in meinen Kniekehlen zusammen und maunzt empört, wenn ich wage mich umzudrehen. Dann stelzt er umständlich herum, tritt mit den Pfoten auf der Stelle, bis er es sich von neuem gemütlich macht. Er hat schon was von einem Aristokraten.

Auch bei Fabian Fehlanzeige. Langsam wird Ruth kribbelig. »Ob der gestern Abend mit mir rausgelaufen ist?«, überlegt sie. »Wir müssen das Vieh finden, sonst kann ich Charlotte nie wieder in die Augen blicken. Das überlebt die nicht!«

Fabian wälzt sich aus dem Bett und zieht sich an. Mit Ruth zusammen geht er runter in den Hof, auf die Straße – von Fritzi keine Spur.

»Fragt doch mal bei den Nachbarn«, empfehle ich vom Bett aus.

»Quatsch«, sagt Ruth, aber Fabian geht. Er mag zwar Fritzi nicht, aber Charlotte liebt er. Für sie würde er alles tun. Schon zwei Minuten später ist er wieder da. Fritzi liegt bei Familie Santos in der Küche, verletzt. Gestern Abend, als sie nach Hause kamen, fanden sie den Kater, offenbar von einem Auto angefahren, auf der Straße. In Windeseile holt Ruth den Katzenkorb und düst mit Fritzi ab in die Tierklinik nach Düppel.

Mittags kommt sie wieder. »Beckenbruch«, sagt sie, »und vielleicht eine Gehirnerschütterung. Vermutlich keine inneren Verletzungen. Er wird's überleben, meint der Tierarzt. Katzen können Verletzungen gut ausheilen, Infektionen dagegen nur schlecht. Wir sollen ihn in Ruhe lassen, er wird selber wissen, was ihm gut tut.«

Da mein Zimmer schon ein Krankenzimmer ist, wird

Patient Fritzi hierher verlegt. Er kriecht mühsam unter mein Bücherregal, guckt etwas belämmert aus der Wäsche und rührt sich nicht. Ruth stellt sein Katzenklo daneben, den Fressnapf und das Wasser. Das Fressen rührt er nicht an, wirft nur kurz einen scheelen Blick drauf. »Na gut«, seufzt Ruth, »ich kauf dir nachher Schabefleisch, mein Goldblatt. Damit du wieder schön gesund bist, bevor Charlotte kommt.«

Dann bringt Ruth einen Teller voll Brote, dazu Orangensaft und Kaffee und setzt sich zu mir ans Bett. »Hoffentlich brütest du nicht was aus. Aber die Kinderkrankheiten hast du doch schon alle gehabt, oder?«

»Hör mal, ich bin doch kein Kind mehr.«

»Für mich immer!«, sagt sie und lächelt ihre Sternchenfalten.

»Außerdem – weißt du nicht mehr, wie ihr Erhard angesteckt habt mit eurem Mumps? Und der war nun wirklich kein Kind mehr! Das Tollste aber war, als du die Windpocken gekriegt hast«, erzählt Ruth weiter. »So was hab ich noch nicht gesehen. Du warst vier, glaube ich. Den ganzen Nachmittag hast du schon rumgequengelt und dann wolltest du unbedingt bei mir schlafen. Hast dir alle Sachen vom Leib gerissen, dich neben mich gelegt und bist sofort eingeschlafen. Und dann sehe ich plötzlich, wie sich auf deiner Stirn und dann im ganzen Gesicht kleine Schweißperlen bilden, und nach kurzer Zeit blutete deine Nase ein bisschen. Ein einzelner dicker Tropfen rollte aus einem Nasenloch und blieb kurz vor der Oberlippe hängen. Ich hab total fasziniert zugeguckt. Etwa zehn Minuten später kriegtest du überall am Körper kleine rote Punkte. Glücklicherweise wusste ich, was das war, denn Fabian hatte die Windpocken gerade hinter sich. Das sah vielleicht verrückt aus!« Fritzi und ich liegen entspannt da und hören zu. Allerdings unterbricht Fritzi einmal – und zwar auf ziemlich ungehörige Weise. Er muss mal und steigt tatsächlich trotz seines gebrochenen Beckens mühselig auf drei Beinen in sein Katzenklo und erledigt sein Geschäft – ein großes, stinkendes. Pfui Teufel! Es scheint ihm auch durchaus peinlich zu sein, er legt die Ohren an und guckt ganz unglücklich.

Mir geht's am nächsten Tag schon wieder besser, Fritzi hingegen liegt immer noch an derselben Stelle unterm Bücherregal und bewegt sich nur, um aufs Klo zu gehen. Gestern hat er nichts gegessen, heute früh ein wenig Schabefleisch. Na bitte, wird schon werden, Herr Graf.

Ich gehe zu Fabian ins Zimmer, um mir ein paar Platten zu holen. Auf seinem Schreibtisch sehe ich Briefe. Ich weiß, dass er sich mit Halef schreibt. Wenn die da so offen rumliegen, kann ich sie doch lesen, oder? Und merken tut's sowieso keiner, ich bin alleine zu Hause.

Oben liegt ein angefangener Brief von Fabian, den er wohl nicht abgeschickt hat. Er ist schon ein paar Wochen alt.

Lieber Halef!
Wie geht's dir? Hat deine Mutter dir den Pullover gebracht? Gestern habe ich Zeynep getroffen, die große Schwester von Fatma und Saliha, du weißt schon, die, die voriges Jahr Abi gemacht hat. Die hat großen Krach zu Hause. Sie ist mit ihrem Freund zusammengezogen – ohne zu heiraten! Sie haben zufällig eine Wohnung im Wedding gefunden, ganz in der Nähe von Schering, wo Zeynep ihre Ausbildung macht. Seitdem weigert sich ihre Mutter, sie zu sehen, die ganze Verwandtschaft zeigt ihr die kalte Schulter. Das hätte ich nie gedacht, die waren doch sonst ganz in Ordnung. Der Vater hat die Mädchen immer auf die Schulfeten gelassen und alles. Die Eltern waren sogar manchmal mit auf Demos. Ich versteh das nicht. Zeynep sagt, egal wie fortschrittlich die sind, die Traditionen sind stärker, auch wenn sie keine frommen Moslems sind. Es gehört sich nicht, und damit basta. Zeynep ist völlig fertig. Aber zurück will sie nicht, wahrscheinlich geht das auch gar nicht.
Halef, Rebecca hat gestern Petra getroffen. Was die ihr erzählt hat! Ich will es ja nicht glauben. Aber wie kann sie sich so was ausdenken? Rebecca ist sauer auf mich. Weil ich zu dir halte. Aber wie war es denn nun wirklich? Wie soll denn das in dem Prozess werden? Du wirst doch verknackt. Und ich weiß auch nicht mehr, wo mir der Kopf steht. Ich will dir ja glauben, aber …

An der Stelle bricht der Brief ab. Hat Fabian also doch Zweifel bekommen, sich aber nicht getraut, das zu sagen?

Zwei Briefe von Halef. Ein ganz kurzer:

Lieber Fabian!
Was ist los? Warum schreibst du nicht mehr? Ich brauche deine Briefe, sie tun mir gut. Sonst schreibt keiner. Denken denn wirklich alle, ich war das? Nur meine Mutter kommt und der Anwalt. Mein Vater will mich nicht sehen. Ich habe Schande über die Familie gebracht, sagt er, weil ich im Gefängnis bin. Es ist alles so kalt um mich. Und jeden Tag dasselbe. Was wird jetzt mit der Schule? Ich möchte lernen, meine Mutter hat mir Bücher gebracht. Aber mein Kopf ist wie zugeklebt. Bitte schreib mir. Halef.

Der zweite Brief ist länger. Offenbar hat Fabian in einem neuen Brief noch einmal über Zeynep geschrieben, denn darauf geht Halef sehr ausführlich ein. Er meint, die nächste Generation, also seine Kinder oder die von Zeynep, die würden freier leben können und nicht mehr machen müssen, was die türkische Gesellschaft will.

Aber es gibt andere Sachen, die möchte ich nicht verlieren. Bei uns ist es immer wärmer zwischen den Menschen. Die Familien halten zusammen, auch wenn viel Kontrolle da ist. Natürlich nicht in jeder Familie, es gibt auch viel Schlimmes. Aber sieh mal, wenn wir weggehen zum Beispiel. Immer zahlt einer für alle, und beim nächsten Mal ein anderer. Das ist bei den Deutschen nicht so. Die zahlen immer jeder für sich. Weißt du, ich war mal mit Deutschen und Türken in einem türkischen Restaurant und da hat der Kellner am Schluss gefragt, zahlt ihr deutsch oder türkisch? Und einmal war ich bei einem deutschen Jungen aus meiner Klasse, das war noch in der Grundschule. Die Familie hat gerade gegessen, und ich musste im Wohnzimmer warten, bis sie fertig waren. Keiner hat gefragt, ob ich Hunger habe. Ist dir so was schon mal bei einer türkischen Familie passiert?

Dann berichtet er von seinen Mitgefangenen. Als interessiere ihn deren Schicksal mehr als sein eigenes oder vielmehr – mehr als das von Petra. Ich lege die Briefe wieder zurück. Wie ein Mensch sich verstellen kann!

Ich hocke mich neben Fritzi auf den Boden und kraule ihn am Hals. Dankbar streckt er mir den Kopf entgegen und fängt leise an zu schnurren.

Nach ein paar Tagen bin ich wieder ganz gesund. Bei Fritzi dauert es etwas länger. Aber als Charlotte ihn abholen kommt, humpelt er schon wieder durch die Gegend. Und natürlich verzieht er sich erst mal beleidigt, kaum dass er ihre Stimme hört. Sie muss ihn mächtig bitten, mit nach Hause zu kommen.

14

Der Prozesstermin rückt heran. Ich habe das Gefühl, dass Petra immer nervöser wird. Kann ich gut verstehen. Alles wird noch einmal durchgekaut werden. Sie ist noch stiller als früher, wir telefonieren auch nicht mehr so oft. Und der Vater lässt sie wieder seltener raus. Die Zeit zieht sich endlos hin. Aber noch ist die Schule nicht zu Ende. Eine Klausur jagt die andere, es geht um den Abschluss. Ich glaube, ich habe die nötigen Punkte für die gymnasiale Oberstufe – und da werde ich auch hingehen. Was soll ich sonst machen?

Petra muss mächtig ackern, damit sie den Realschulabschluss auf der neuen Schule schafft, aber sie will unbedingt die Lehrstelle haben. Daran klammert sie sich. Biggi fängt am ersten September eine Ausbildung als Fernmeldetechnikerin an, das steht schon fest. Tülay will weitergehen wie ich, sie will Medizin studieren und ihre ganze Familie steht voll dahinter. Wenn sie's nicht schafft, wiederholt sie das Jahr, hat sie gemeint. Christof heimst eine Absage nach der anderen ein, er verzweifelt langsam. Aber er will unbedingt Tischler werden. Klaus zieht's zum Finanzamt. Da passt er auch hin. Alex will drei Monate jobben und dann ab in die Karibik, der Schulabschluss ist ihm schnuppe. Aber es gibt doch einige, bei denen noch alles offen ist, die noch nicht wissen, was nach der Schule wird. Hasan muss in die Türkei zurück. Er will nicht, aber er hat keine Wahl. Sein Vater hat dort ein Haus gebaut und darin will er ein Restaurant aufmachen. Hasan als Kellner! Wir sollen ihn unbedingt besuchen kommen, hat er gesagt.

Ich hangele mich durch den Alltag. Im Grunde weiß ich nicht, warum ich so gespannt auf den Prozess warte. Weil Petra so nervös ist? Was soll da schon geschehen? Ich weiß doch alles. Halef soll endlich zu dem stehen, was er getan hat, damit diese blöden Gerüchte in der Schule aufhören, denn es rumort immer noch.

Draußen regnet's. Trüber Himmel. Dabei soll's doch langsam Sommer werden. Ich hab zu nichts Lust. Ich könnte ja üben für Englisch, da sind durchaus noch zwei Punkte mehr drin, aber was soll's? Tina ist da und hat gefragt, ob ich Lust habe, mit Fabian und ihr Skat zu spielen. Habe ich aber nicht. Lieber lege ich Public Enemy auf, ist ja schließlich auch Englisch. Aber schon nach fünf Minuten geht mir das auf den Wecker. Ich stell den Plattenspieler ab. Soll ich doch Skat spielen?

In dem Moment klingelt das Telefon. Schon nach dem zweiten Mal stehen Fabian und ich davor. Er greift einen Moment eher als ich nach dem Hörer. »Hallo!«, sagt er. »Hallo? – Keiner dran. Komisch.« Er geht in sein Zimmer zurück.

Ob das Petra war? Dass sie es mal andersherum versucht? Ich weiß, dass sie Fabian immer noch aus dem Weg geht, obwohl wir nie darüber gesprochen haben.

Ich probier's mal. Ich nehme den Apparat zu mir rüber und rufe bei Petra an. Sie hebt sofort ab. »He, was ist los?«

»Meine Oma ist gestorben!«

»Oh, äh, tut mir Leid.« Was sagt man bloß in so einem Fall. Herzliches Beileid?

»Na ja, die war ja schon alt. Und ich hab sie auch nicht so gut gekannt, die wohnte doch in Bayern, weißt du. Aber pass auf. Meine Eltern fahren zur Beerdigung, die Kneipe machen sie einen Tag zu. Sie fahren Freitag ganz früh und kommen Sonnabendmittag wieder.«

»Und du?«

»Ich bleibe hier, weil ich am Freitag noch eine wichtige Klausur schreibe, und von der hängt mein Abschluss ab. Der Bruder von meiner Mutter hatte alles schon arrangiert, so dass meine Eltern an dem Termin nichts mehr ändern konnten.«

»Wie – lassen die dich alleine?«

»Nein, Tante Hertha kommt.«

»Tante Hertha! Echt, dann kannst du ja machen, was du willst!«

»Eben! Eh, ich muss aufhören. Kommst du Freitagnachmittag bei mir vorbei?«

»Klar doch!« Na, das sind ja Aussichten. »Tina!«, rufe ich. »Habt ihr noch Lust zum Skatspielen?«

Freitag ist ein wunderschöner Tag. Strahlend blauer Himmel, die Luft riecht nach Sommer und warm ist es auch. Was ziehe ich an? Ich fische ein türkisfarbenes Top aus dem Schrank – passend zu den neuen Ohrringen, dazu meine abgeschnittenen Jeans und die knallgelben Turnschuhe. Das ist das Schöne am Sommer, dass man nicht so viele Klamotten braucht.

Die Leute auf der Straße scheinen alle viel fröhlicher als sonst, selbst in der U-Bahn ist es stimmungsmäßig nicht so muffig, nur warm. Aber am Sommeranfang beschwert sich darüber noch keiner.

Nach der Schule bringe ich schnell mein Zeug nach Hause, lege einen Zettel hin, dass ich bei Petra bin und dass es spät wird, schnappe mir eine Jacke und dann schiebe ich los.

An der Tür von der Destille hängt ein Schild: *Wegen Trauerfall geschlossen.* Ich gehe in den kühlen Hausflur und klingele an der Wohnungstür. Tante Hertha macht auf.

»Rebecca! Na, meine Kleene. Na, det is ja 'ne Freude, dass ich dich ma wieder seh! Komm rin, komm rin, ick hab eben Kaffe uffjebrüht. Na, da wird sich die Petra aber freun!«

Tante Hertha muss schon bald achtzig sein, eine große hagere Frau mit einer dicken knolligen Nase und kräftigen Händen. Sie ist gar nicht Petras Tante, aber sie hat schon bei Wollanks Vater gearbeitet, als der die Kneipe nach dem Krieg aufgemacht hat. Gekocht hat sie und geputzt, manchmal auch serviert und auf die Kinder aufgepasst – erst auf Wollank und dann auf dessen Kinder –, war Mädchen für alles, wie früher als Dienstmädchen bei reichen Familien im vornehmen Südwesten Berlins. Schon mit achtzehn hatte sie ihre erste Stelle. Aber nach dem Krieg wurde sie nicht mehr gebraucht und dann hat sie in der Destille angefangen. Viel Lohn gab's nicht, aber was zu essen, und das war das Wichtigste nach dem Krieg. Und man hatte was zu tun, sagt sie, und musste nicht so viel nachdenken.

In der Küche ist der Kaffeetisch gedeckt. Meine Güte, war ich lange nicht mehr hier! Aber alles ist unverändert: die riesige Spüle, der breite Herd mit sechs Flammen, an der Wand die alten, braunen Küchenschränke und in der Mitte der große Küchentisch mit einer weißen Tischdecke und dem guten Blümchenkaffeegedeck. Petra schneidet gerade einen Erdbeerkuchen auf.

»Issa nich schön? Hab ich extra für euch zwei jebackn«, sagt Tante Hertha augenzwinkernd zu mir. »Petra hat mir doch erzählt, daste kommst! Und nich bloß 'n Tortenboden und Erdbeern druff, nee, nee, richtig mit Mürbeteig. Na, nu setz dich schon! Petra, hol die Sahne aus 'm Kühlschrank. So, nu wolln wa ma so richtig jemütlich Kaffe trinken.«

Petra grinst mich fröhlich an. Ich weiß, wie gerne sie Tante Hertha mag und wie traurig sie damals war, als Tante Hertha aufhörte in der Destille zu arbeiten. Für Petra war sie wie eine zweite Mutter. Ob Tante Hertha die Geschichte mit der Vergewaltigung mitbekommen hat? Hat ihr Petra davon erzählt?

Petra scheint zu ahnen, was mir gerade durch den Kopf geht, denn als Tante Hertha einen Klecks Schlagsahne auf ihren Kaffee setzt, legt Petra kurz den Zeigefinger über den Mund. Also nicht.

»Na, nu erzähl ma, meine Kleene, wie's dir so jeht«, sagt Tante Hertha und schiebt sich ein Stückchen vom Kuchen in den Mund. »Haste schon 'n Bräutijam?«

»Aber Tante Hertha!«, protestiert Petra.

»Ich heirate nicht«, füge ich hinzu.

»Nich? Na ja, is vielleicht ja nich dumm … Wenn ich an mein Jürgen denk, der war och keene jroße Hilfe. Von arbeeten hielt der nich viel. Na ja, konnta auch schlecht, der hat's mit'm Jemüt jehabt. Aus 'm Fenster issa mir jejang.«

»Wie meinst du das, aus 'm Fenster?«, frage ich. »Ist der rausgesprungen?«

»Na ja, sa ick doch. Der war janz durchnander den Morgen. Erst issa zu mir ans Bett, stürzt sich auf mir, packt mit beede Hände mein Hals, als willa mir würgen. Ick kann noch schrein, nich, Jürgen, willste mir umbringn! Da lässta los, rennt vonna Stube inne Küche, ick höret nur noch klirrn. Und denn nischt mehr. Durch de Scheibe durch issa. Jesacht hat er nischt, keen Ton. Aber anjeguckt ha ick mir 'n nich, da unten. Det hab ich nich übert Herz jebracht. Mit de Feuerwehr ham se 'n denn abjeholt. Det war vielleicht 'nen Schrecken.«

»Warum hat er das denn gemacht?«, fragt Petra, die die Geschichte offenbar auch noch nicht kannte.

»Wat weeß ick. Wie jesagt, der hattet mit 'm Jemüt. Ick weeß och nich, warum ick den jeheirat hab. Aber ick war so alleene. Hatte keene Stelle mehr, meine Herrschaft war ausjebomt, na ja, und denn kam der und der war ja och janz flott, 'nen stattlicher Kerl mit feine Maniern – Kaufmann hat er jelernt. Und jut tanzen konnte der och. Det jab's noch im Krieg, da jab's noch Tanz. Trotz die Bomben. Oder vielleicht jrade wegen die Bomben«, fügt sie nachdenklich hinzu.

»War das dein erster Freund, Tante Hertha?«, frage ich.

»Der? Nee. Ach – der erste! Det war so 'n Jroßer, Schlanker, mit braune Augen und 'nem dicken Schnäuzer – nich so 'ne Popelbremse wie dem Adolf seiner, wie se denn später alle hatten, nee, so einer war mein Werner nich. Hertha'n, hat er immer jesagt, wenn der braune Spuk vorbei ist, denn heirate ick dir. Schlosser war er, aber arbeitslos. Und denn hat er Zeitung ausjetragen, da, wo ick in Stelle war, na und denn, na, det erjibt sich eben so ...«, grinst sie. »Denn warn wa eben 'n Paar. Immer, wenn ick mein frein Tach hatte, denn hat er mir abjeholt und denn sind wir spaziern jejangn, meistens, Jeld hattn wa nich ville. Bloß, denn issa im Krieg jefalln, den ham se jleich einjezogn, obwohla janich wollte.« Tante Hertha seufzt. »Aber wat halte ick euch auf mit die alten Geschichten. Komm, Petraken, iss noch wat!«

Sie schiebt Petra und dann auch mir ein Stück Kuchen auf den Teller.

»Hab ick dir schon von mein'm neu'n Doktor erzählt, Petra? Na, der is mir vielleicht eener! Neulich, da war ick die Letzte, und wie ick so in sein Sprechzimmer sitze, da zündet der sich erst mal in aller Ruhe 'ne Zigarette an. Aber, Herr Doktor, liegt's mir auf der Zunge. Aber det muss er ja selber wissen, nich? Also, der is so 'n janz Charmanter. Wenn ick bloß 'n bisschen jünger wär, ick könnt mir glatt in den verguckn!«, sagt sie vergnügt.

Bestimmt noch eine Stunde sitzen wir mit Tante Hertha am Kaffeetisch. Dann werde ich langsam unruhig, obwohl ich der Alten wirklich gerne zuhöre, denn Petra und ich kommen kaum zu Wort, wir geben höchstens die Stichworte für neue Geschichten. Irgendwann kriegt Tante Hertha mit, dass wir genug haben, denn plötzlich fängt sie an, das Geschirr zusammenzuräumen, und sagt: »So, ihr zwei, nu macht euch noch 'n schönen Tach!«

Als wir helfen wollen, protestiert sie. »Nu lauft schon. Die Jugend muss int Leben!«

Wir setzen uns in Petras Zimmer und überlegen, was wir machen sollen.

Oben auf der Rückenlehne der Couch hat Petra immer noch ihre Plüschtiere aufgereiht. Früher haben wir kleine Theaterstücke mit den Viechern aufgeführt.

»Ich will ins Kino, *Der letzte Kaiser*«, sagt Petra.

»Na gut, können wir machen. Und danach?«

»Wie – danach?«

»Na, dann hat doch der Abend gerade erst angefangen.«

Petra nimmt Snoopy von der Rückenlehne und drückt ihn in den Händen herum. Sagen tut sie nichts.

»Ich hab gedacht, wir gehn ins Golgatha. Heute Nacht ist es bestimmt warm genug zum Draußensitzen. Jede Wette, dass da was los ist. Alle Leute sind da und der neue Diskjockey soll tolle Musik machen.«

»Ich weiß nicht …«

»Ach, komm, Petra, gib dir 'n Ruck. Du kannst dich doch nicht ewig in der Bude verkriechen. Jetzt kannste schon mal raus, dann nutz das doch aus!«

»Ach, ich möchte nicht … Komm, lass uns erst mal den Film ansehen.«

Als wir aus dem Haus gehen, drückt Tante Hertha jeder von uns einen Zehnmarkschein in die Hand. »Nu, amüsiert euch ma schön! Haste auch den Schlüssel, Petra? Wenn ick schlafe, denn wecken mir och keene Böllerschüsse! Wollt ihr nich noch was essen? So einfach ohne Abendbrot aus dem Haus? Wat is, Rebecca, noch 'ne Stulle? Petra, nimm wenigstens 'nen Apfel mit.«

»Nee, Tante Hertha, der Kuchen hält erst mal 'ne Weile vor! Tschüs und danke!« Und weg sind wir.

Der Film war gut – lang, bunt, mit viel Action. Danach stehen wir vorm Kino, ein bisschen duselig nach den drei Stunden im Dunkeln. Draußen ist es fast noch hell, ein richtig schöner, lauer Juniabend.

»Na, was ist, Petra? Gehen wir ins Golgatha? Bitte, mir zuliebe! Ich war in diesem Jahr noch nicht einmal da.« In diesem Jahr gibt's auch keinen Michael, füge ich im Stillen etwas wehmütig hinzu.

»Rebecca, ich … ich möchte nicht die Leute von der Schule treffen.«

»Ach, wenn die überhaupt da sind! Gibt ja schließlich noch 'n paar mehr Discos in der Stadt.« Aber davon bin ich selber nicht überzeugt. An so einem Abend – wer will da nicht ins Golgatha?

»Na gut, aber wenn ich gehen will, dann gehen wir, ja? Du lässt mich nicht alleine?«

Schon von weitem riechen wir den Qualm von den Rostbratwürsten, die im Garten vom Golgatha gebraten werden. Davon werde ich gleich eine vertilgen, nehme ich mir vor. Am Eingang stehen jede Menge Fahrräder, alle höchst sorgfältig abgeschlossen. Manche hängen sogar oben am Drahtzaun zum Sportplatz nebenan. Ich merke, dass Petra leicht unruhig wird.

Das Golgatha ist tatsächlich brechend voll. Als Erstes essen wir eine Rostbratwurst, dann drängeln wir uns zur Disco durch. Auf der Tanzfläche wogt es, die Musik tobt laut, eine Light-Show hüllt alles in künstlichen Schimmer.

»Willste was trinken?«, brülle ich Petra ins Ohr.

»Ja, Cuba libre – Cola mit Bacardi.«

Petra stellt sich an die Wand neben der Tür und ich

schiebe mich zur Theke durch. Dabei stoße ich auf Alex, der guckt schon über Kreuz. »He, Becky, biste auch mal wieder hier!«, kräht er. »Voll geil heute hier, wa! Komm, ich geb dir einen aus – wat willste, Bier oder wat?«

»Ich 'n Bier und Petra 'nen Cuba libre«, sage ich dreist.

Alex guckt mich an, ruckt den Kopf leicht zurück und sagt: »Wat – die, die mit dem Halef und so?«

»Klar. Was ist, gibste nu einen aus oder nich?«

»Aber logo. He, Micha, mach ma zwei Bier und 'nen Cuba libre!« Und er schiebt einen Zwanzigmarkschein über den Tresen.

»Wo haste denn die Kohle her?«, frage ich. Der ist sonst nämlich notorisch pleite.

»Hab für meine Nachbarin eingeklaut. Äußerst preisgünstig.«

»Tüte!«

»Na, wat denn, unsereins muss doch auch leben, oder?«

Als ich zu Petra zurückkomme, stehen Biggi und Sebastian neben ihr. Unterhalten kann man sich bei dem Lärm kaum, aber wollen wir ja auch gar nicht. Wir gucken eine Weile zu, wie die Leute tanzen. Über den Köpfen dreht sich ein Scheinwerfer, so dass alle Bewegungen wie abgehackt aussehen. Wenn man sich auf eine Figur konzentriert, dann sieht das so aus, als betrachte man Fotos, die unmittelbar hintereinander geschossen werden, Momentaufnahmen entspannter, verzerrter, grinsender, in sich gekehrter, trauriger, wilder, fröhlicher Gesichter. Die meisten tanzen für sich allein, nur wenige Paare beziehen sich aufeinander. Ein bizarrer Anblick – von außen betrachtet. Wir trinken unsere Gläser aus und schieben uns dann auf die Tanzfläche. Jetzt gehören wir selber zu diesen merkwürdig zuckenden Figuren. Petra hat sich erst geziert, aber jetzt legt sie voll los. Und lacht. Und rockt. Und taucht in den Rhythmus ein.

Verschwitzt setzen wir uns nach draußen, quetschen uns zusammen auf eine Bank, die gerade frei wird. Biggi schickt Sebastian Getränke holen. Der hat's leicht, sich durchzuschieben. Der ist ja so lang. Die Getränke bringt er auf einem Tablett, ein Bier für sich, je einen O-Saft für Biggi und mich und für Petra noch einen Cuba libre.

Plötzlich steht Fabian vor uns. Erst grinst er uns alle fröhlich an, dann entdeckt er Petra. Im selben Augenblick hat auch sie ihn gesehen. Ich merke, wie sie neben mir ganz steif wird. Fabian starrt sie wortlos an, dreht sich um und verschwindet in der Menge. Petra trinkt mit einem Zug ihr Glas leer. »Ich will nach Hause«, sagt sie tonlos.

»Ach, Petra, komm, lass uns doch erst mal in Ruhe austrinken«, sagt Biggi. »Ist doch noch früh am Abend.«

Petra sagt daraufhin nichts mehr. Also hat sie es sich wohl überlegt. Ich hab ja versprochen, dass ich gehe, wenn sie will, aber jetzt schon? Die Nacht ist so wunderschön. Wenn ich den Kopf zurücklehne und die Grillschwaden sich ein bisschen verziehen, kann ich jede Menge Sterne sehen.

Sebastian erzählt von der Jugend-WG, in der er wohnt, Biggi beschwert sich, dass sie schon um zwölf zu Hause sein muss. Wir reden über dies und das und ich habe den Zwischenfall mit Fabian schon längst wieder vergessen.

»Kommt, wir tanzen, ich muss schon bald abhauen«, sagt Biggi nach einem Blick auf die Uhr. Petra sagt, sie muss aufs Klo. Als Biggi und Sebastian sich verabschiedet haben, suche ich Petra. Die hätte doch längst vom Klo zurück sein müssen. Ich schiebe mich durch die Leute, stelle mich auf einen Stuhl, um auf die Tanzfläche zu gucken, gehe aufs Klo, schließlich nach draußen. Petra ist nirgends zu sehen. Alle möglichen Leute treffe ich, quatsche auch hier und da ein bisschen, aber langsam werde ich doch unruhig. Verdammt, ich habe Petra versprochen, mit ihr nach Hause zu gehen. Die wird doch nicht allein losgeschoben sein?

Endlich sehe ich Petra. Sie lehnt in einer Ecke an der Wand, fast hinter der Klotür, und hält ein Glas in der Hand. Da habe ich sie vorhin wohl übersehen. Sie sieht müde aus, erschöpft. Ihre Augen sind leicht glasig. Ist sie etwa betrunken?

»He, Petra, wo warst du denn? Ich hab dich gesucht.«

»Na, hier. Willste 'nen Schluck? Hier, tut gut!« Sie hält mir ihr Glas hin.

»Nee, danke. Wolln wir gehen?«

»Nee, ich trink noch einen.«

Was ist denn mit der los? »Komm, hör auf, du hast doch schon genug.«

»Genug? Ich kann überhaupt nicht genug kriegen. Warte, ich komm gleich wieder.«

Petra strebt auf die Theke zu. Es dauert, denn immer wieder lässt sie jemanden vor, wird weggedrückt. Wie eine Marionette pendelt sie durch die Menge, bis sie endlich am Tresen ist.

Der Rückweg ist genauso schwierig, aber sie schafft es. Und ihr Glas ist auch noch voll.

»Zuschütten, zuschütten«, murmelt sie.

»Was?«

»Alles zuschütten.« Sie nimmt einen kräftigen Schluck. »Ich bin ein Stück Scheiße«, sagt sie. »Alles zuschütten.«

»Petra, komm, gehen wir nach Hause, du hast genug. Wie viel von den Dingern hast du bloß getrunken?«

Sie lehnt sich an die Wand, legt den Kopf in den Nacken und starrt nach oben an die Decke. Ab und zu nimmt sie einen Schluck aus dem Glas und sagt irgendwas, was ich nicht verstehe. Als ob sie vergessen hat, dass ich da bin. Wie kriege ich sie bloß nach Hause? Wenn sie noch mehr trinkt, kippt sie mir noch aus den Latschen.

Das Glas ist leer. Ich nehme es Petra aus der Hand, stelle es auf der Fensterbank ab und sage bestimmt: »Du hast gesagt, ich muss mit, wenn du nach Hause willst. Jetzt will ich nach Hause und du musst mit.«

»Ist ja gut, die liebe Petra macht immer, was man ihr sagt, keine Bange, keine Bange!« Was soll denn das schon wieder?

Wenn wir uns beeilen, schaffen wir die letzte U-Bahn noch. Petra stolpert neben mir her.

»Nich so schnell«, sagt sie. Das ist schon fast ein Lallen. »Ich komm schon früh genug nach Hause.«

Es dauert, bis Petra ihren Schlüssel gefunden hat. Ich will noch mit rein, sie ins Bett bringen. Ich ziehe die Couch aus und mache das Bett, Petra zerrt sich Bluse und BH runter und steht halb nackt vor mir.

»Rebecca, ich bin ein Schwein«, sagt Petra auf einmal.

»Ach, komm, Petra, nun hör schon auf. Warum denn das plötzlich.«

»Weil … ach, verdammt, ich musste das doch sagen. Was sollte ich denn machen?«, murmelt sie und lässt sich aufs Bett fallen.

Plötzlich bin ich hellwach. Was hat sie gesagt? Was soll das heißen, sie musste das sagen? Meint sie die Sache mit Halef?

»Das mit Halef?«

»Halef, Halef, der mit seinen schwarzen Augen.«

»Hast du mit Halef geschlafen?«, frage ich. Meine Güte, wenn das gar nicht gestimmt hat mit der Vergewaltigung. In meinem Kopf wirbelt alles durcheinander.

»Hach, mit Halef geschlafen! Lieb war der, richtig lieb.«

»Petra!« Ich packe sie an beiden Schultern. »Hast du freiwillig mit Halef geschlafen? Sag schon!«

»Schlafen, schlafen will ich, für immer. Lass mich in Ruhe. Lass mich doch einmal in Ruhe! Einmal, bitte!« Ihr Oberkörper kippt zur Seite, die Augen hat sie schon zu.

»Und die Striemen, Petra? Wer hat dich geschlagen?« Ich schüttele sie, aber vergeblich. Sie ist eingeschlafen, weg ist sie. Ich lege ihre Beine aufs Bett, decke sie zu. Und steh da und denke, mir platzt der Schädel.

15

Ich weiß gar nicht, wie ich nach Hause gekommen bin. Ich glaube, ich bin gerannt, den ganzen Weg. Die U-Bahn fuhr nicht mehr und Angst hatte ich kein bisschen. Als ich morgens um neun Uhr aufwache, springe ich sofort aus dem Bett und mache mich auf den Weg zu Petra. Ich will jetzt endlich wissen, was Sache ist.

Tante Hertha macht auf. »Wat denn, so früh schon, meine Kleene? Die Petra schläft noch. Und ihr Papa hat angerufen, die sind schon unterwegs. Was wir so gemacht haben, hatta jefragt. Na, fernjeguckt, ha ick gesagt, und Patience jelegt. Der muss ja nich alles wissen, nich?«, sagt sie und grinst. »Na, denn holse ma aus die Federn!«

In Petras Zimmer steht die Luft. Es stinkt nach Alkohol. Ich ziehe die Vorhänge zur Seite und reiße das Fenster auf. »Petra, wach auf!«

Keine Reaktion.

Ich schüttele sie. Sie dreht sich auf die andere Seite. »Petra! Ich bin's, Rebecca. Wach auf!«

Sie schlägt kurz die Augen auf – ganz rot sind die –, guckt mich groß an und macht sie gleich wieder zu. »Lass mich!«, murmelt sie und will sich die Decke über die Ohren ziehen.

»Deine Eltern kommen gleich!«

»Was?« Mit einem Ruck setzt sie sich auf. »Wie spät ist es?« Dann lässt sie sich wieder fallen. »Au, mein Kopf!«

»Halb zehn, sie sind schon unterwegs. Aber zwei, drei Stunden dauert's noch, bis sie da sind.«

»Wasser, bitte hol mir Wasser.«

Als ich mit einem Glas Wasser und einem Becher Kaffee zurückkomme, hat sie die Augen schon wieder zu. Aber sie ist wach.

»Was war gestern Abend?«, fragt sie, richtet sich halb auf und trinkt mit einem Zug das Glas Wasser leer. Dann setzt sie sich mit dem Rücken an die Wand, zieht die Knie an und schlürft langsam den heißen Kaffee.

»Petra, was war mit Halef?«

Petra schließt die Augen. »Hab ich irgendwas gesagt, gestern Abend?«, fragt sie schließlich und guckt mich beunruhigt an. »Ich kann mich gar nicht richtig erinnern. Du hast mich ins Bett gebracht, stimmt's?« Sie stellt den Kaffeebecher auf den kleinen Tisch neben sich.

»Ja, und du hast lauter komische Sachen gesagt. So als ob du mit Halef geschlafen hast. Petra, hat Halef dich nun vergewaltigt oder nicht?«

Ihre Augen flackern. »Rebecca – ich, ich kann dir das nicht sagen. Versteh mich doch bitte …«

»Halef sitzt im Knast! Wenn du freiwillig mit ihm geschlafen hast, dann musst du das sagen. Der kann doch nicht deswegen eingesperrt werden! Hast du dir das alles nur ausgedacht? Aber warum, um Himmels willen? Was ist passiert?«

Das war zu viel, merke ich sofort. Petras Gesicht wird steinern. Das kenne ich, dann kommt man an sie nicht mehr heran. »Petra, ich will dir doch helfen! Aber dazu muss ich wissen, was war.«

»Du kannst mir sowieso nicht helfen. Niemand.«

»Das hast du mir schon mal gesagt. Aber so kann das doch nicht weitergehen! Nächste Woche ist der Prozess, und dann …«

»Dann ist alles vorbei.«

»Petra!« Ich könnte wahnsinnig werden. Ich rücke an sie heran, nehme sie in den Arm und schüttele sie ein bisschen. »Petra, ich bin doch deine Freundin! Mir kannst du's doch sagen.«

Petras Augen füllen sich mit Tränen, ihre Schultern zucken, die Tränen laufen ihr übers Gesicht, aber sie gibt keinen Laut von sich. Ich sitze stumm daneben.

»Rebecca, ich …«, fängt sie dann stockend an, »ich stecke so tief in der Scheiße, da komm ich nicht raus.« Und nach einer ganzen Weile: »Doch … du kannst mir helfen … wenn du den Mund hältst.«

»Wie meinst du das? Also hast du freiwillig mit Halef geschlafen und … na klar! Und dein Vater hat's rausgekriegt und hat dich zusammengeschlagen und dann hast du gesagt, er hat dich vergewaltigt! War's so, Petra?«

Petra schweigt. Dann rappelt sie sich auf, holt ein paar

saubere Sachen aus dem Schrank und verschwindet im Bad. Als sie zurückkommt, guckt sie mich beschwörend an und sagt: »Rebecca, wenn du meine Freundin bist und mir helfen willst, dann musst du mir versprechen, dass du nichts sagst. Zu niemand. Versprichst du mir das?«

Ich starre sie an. In meinem Kopf rast es. Das bedeutet, dass Halef … aber Petra …

»Rebecca, bitte, wenn ich dir sage, dass für mich … Also, für mich hängt alles davon ab. Ich schwöre dir, wenn du was sagst, dann … dann … bitte, Rebecca.«

»Aber sag mir doch erst mal, was überhaupt war, wie kann ich was versprechen …«

»Rebecca, bitte, ich kann dir nichts sagen, das … das geht nicht. Du hast doch gesagt, du willst mir helfen?«

»Ja, schon …« Das »Aber« bleibt mir im Hals stecken. Petra wirkt so verzweifelt, so fertig, dass ich schließlich bereit bin, alles zu versprechen. Ich schwöre, niemandem ein Wort von dem zu erzählen, was gestern Abend und heute früh in diesem Zimmer geredet wurde. Sobald ich das versprochen habe, geht Petra in die Küche. Da ist Tante Hertha. Und ich kann nichts mehr sagen.

Ich laufe wie besoffen durch die Straßen. Bevor ich nach Hause gehe, muss ich das alles erst mal verdauen. Ich habe Petra versprochen, nichts zu sagen. Warum habe ich das bloß getan? Ein Versprechen muss man halten. Wenn es so war, wie ich es mir denke, dann sitzt Halef unschuldig im Knast. Bislang wussten das nur er und Petra. Aber jetzt weiß ich es auch. Bin ich da nicht verpflichtet, das zu sagen? Aber andererseits, Petra hat es nicht einmal direkt gesagt und beweisen kann ich auch nichts.

Warum hat Petra solche Angst? Ihre Prügel hat sie doch schon gekriegt, was kann denn da noch nachkommen? Oder hat sie Angst, sich lächerlich zu machen, weil sie die Geschichte mit der Vergewaltigung nun einmal erzählt hat, vielleicht in der ersten Angst, als ihr Vater auf sie los ist? Er muss spitzgekriegt haben, dass sie draußen war. Vielleicht sogar, dass sie bei Halef war, schließlich hat sie der Hausmeister ja gesehen. Ob der bei seinem Abendspaziergang in der Destille vorbeigegangen ist und beim Bierchen dem Papa gesteckt hat, dass seine Kleine soeben mit einem Türken in dessen Wohnung verschwunden ist? Und als Petra dann nach Hause kam, hat er sie abgefangen – na ja, und nach den Striemen zu urteilen, muss er mächtig zugedroschen haben. Unter solchen Umständen hätte ich an Petras Stelle auch alles erzählt, damit er aufhört.

Aber vielleicht will Petra nur mich beruhigen, weil sie weiß, dass ich Halef mag? Aber das ist doch Quatsch! Und was für eine Beruhigung wäre das schon, wenn deine beste Freundin mit dem Typen pennt, in den du dich gerade verguckt hast?

Aber einen teuflischen Haken hat die Geschichte – so stimmig sich meine Version auch anhört, die Petra ja nicht einmal direkt bestätigt hat. *Wie* Petra mir von der Vergewaltigung erzählt hat, das war keine Show. So verstellen kann sich Petra nicht. Das hat sie erlebt und nicht nur irgendwo gelesen, denn es zählt nicht nur, was sie gesagt hat, sondern auch wie. Sie muss vergewaltigt worden sein. Bloß von wem?

Ratlos schlage ich den Weg nach Hause ein. Ich muss noch mal mit Petra reden. Die Antwort zu all den Fragen weiß nur sie.

Zu Hause sitzen Fabian und Tina in der Küche und frühstücken. Als ich reinkomme, wirft Fabian mir einen giftigen Blick zu. »Deiner Freundin Petra scheint's ja ganz gut zu gehen. Hat sich ja prächtig amüsiert gestern Abend.«

»Halt's Maul, du Arschloch!«, brülle ich ihn an und knalle die Küchentür zu.

Ob Ruth da ist? Sie sitzt in ihrem Zimmer am offenen Fenster und liest Zeitung.

»Na, wo warst du denn schon so früh?«

»Ruth, wenn man ein Versprechen gegeben hat, muss man das immer halten?«, frage ich und setze mich auf ihr Bett.

»Das kommt darauf an, aber ich denke, ja, normalerweise muss man das. Warum?«

»Wie – normalerweise?«

»Na ja, kommt zum Beispiel darauf an, unter welchen Bedingungen man das Versprechen gegeben hat und vor allem, wem. Zum Beispiel, wenn mich einer mit Gewalt zwingt, was zu versprechen, dann würde ich mich nicht verpflichtet fühlen, das Versprechen einzuhalten.«

»Und angenommen, man tut's freiwillig, aber gleichzeitig kann es sein, dass man jemandem anderen damit schadet?«

»Tja, das kommt eben drauf an, wer oder was einem wichtiger ist – aber so theoretisch kann man das nicht entscheiden. Willst du mir nicht sagen, worum es geht, Rebecca?«

»Nee, das kann ich eben nicht, ich hab's doch versprochen.« Noch ehe Ruth weiterfragen kann und ich vielleicht doch weich werde, gehe ich in mein Zimmer.

»Rebecca!«, ruft sie mir hinterher. »Hat das was mit Petra zu tun?«

Ich stelle mich taub. Kommt drauf an, wer oder was einem wichtiger ist, hat sie gesagt. Das ist es ja, was mich quält.

Sonntagvormittag versuche ich Petra anzurufen, nach unserem System. Es klappt nicht. Sonntagnachmittag rufe ich in der Wohnung an und lasse ganz lange klingeln. Niemand hebt ab. Dann rufe ich in der Kneipe an. Der Wollank sagt ganz freundlich, Petra sei nicht da.

Montagmorgen gehe ich extra früher aus dem Haus, um Petra noch vor der Schule zu treffen. Aber ich stehe mir nur die Beine in den Bauch. Petra muss schon weg sein oder sie geht erst viel später. Am Mittwoch ist der Prozess. Hat Petra nicht gesagt, nach dem Prozess ist alles vorbei? Ich schlage mir mit der Hand an die Stirn. Natürlich! Dann wird sie alles sagen – dann ist ja niemand dabei, nur die vom Gericht eben. Warum habe ich nicht früher daran gedacht? Sie will bloß nicht, dass es andere erfahren. Deshalb soll ich schweigen.

Dienstagabend. Beim Abendessen sind wir alle drei ziemlich wortkarg. Keiner erwähnt den Prozess, aber wir denken wohl alle daran. Fabian verschwindet sofort. Er geht zu Halefs Bruder, sagt er kurz zu Ruth. Ich wasche ab, Ruth telefoniert mit Erhard. Sie wollen sich heute Abend treffen.

Ich werde morgen Vormittag auf alle Fälle zum Gericht gehen, auch wenn ich nicht rein darf. Ich will sofort wissen, was war. Nach dem Abwaschen sehe ich fern, aber das ist mir alles zu langweilig, dann versuche ich zu lesen, aber ich kann mich nur schwer konzentrieren.

»Rebecca!«, brüllt es plötzlich laut unten auf der Straße. Sonst ist es still, es muss schon spät sein. »Rebecca!« Ich erkenne die Stimme nicht, sie ist so schrill. Ich reiße das Fenster auf. Unten steht Petra. »Das Haus ist zu!«, ruft sie.

Ich ziehe mir was über, schnappe mir den Schlüssel vom Haken neben der Wohnungstür und stürme die Treppen hinunter. Petra um diese Zeit! Da muss was passiert sein!

»Was ist denn los, Petra?«

Aber sie sagt nichts. Schweigend gehen wir die Treppe hoch, ich schiebe Petra in die Küche und setze mich neben sie.

»Petra, was ist?«

»Rebecca, ich kann nicht mehr. Ich …« Ihr Gesicht ist leer, starr, nur die Mundwinkel zucken ein wenig. »Ich … ich habe gedacht, alles geht irgendwie so vorbei. Mir war nur eins wichtig, dass er mich nicht mehr anfasst. Alles andere war mir egal. Aber jetzt … jetzt muss ich es sagen.«

»Wer? Warum? Was ist passiert? Und was musst du sagen?«

»Halef hat mir nichts getan.«

»Aber …« Ich zögere. »Du hast mit ihm geschlafen?«

»Nein.«

»Mensch, aber du warst doch da in der Nacht, oder?«

»Ja.«

»Dann hast du dir das nur ausgedacht mit der Vergewaltigung?«, frage ich. »Weil dein Vater dich verprügelt hat?«

»Ja und nein.«

»Petra, bitte«, sage ich verzweifelt, »ich versteh überhaupt nichts.«

»Rebecca, ich weiß nicht, ob du mir das glaubst, aber diesmal sage ich bestimmt die Wahrheit. Es … es war mein Vater.«

»Wer?«, frage ich.

»Mein Vater! Mein Vater hat mich …« Petra hat die Hände auf dem Schoß gefaltet und senkt ihren Blick.

»Dein Vater?« Das kann doch nicht wahr sein. Ich habe das Gefühl, die Küchenwände stürzen auf mich ein.

»Er … er wollte, dass ich sage, Halef hat mich vergewaltigt. Wenn ich dabei bleibe, hat er gesagt, dann lässt er mich in Ruhe. Und das war das Einzige, was gezählt hat für mich. Ich bin so ein Schwein, Rebecca«, murmelt sie dann.

»Du? Höchstens dein Alter!«

Petra hat die Unterarme auf den Tisch gestützt, die Schultern nach vorne gezogen, das weite T-Shirt hängt locker über ihrer Hose. Nervös streift sie ihre Stoffschuhe ab und reibt die bloßen Füße aneinander.

Ich kann mir das überhaupt nicht vorstellen. Ihr eigener Vater! War das so, wie sie es mir erzählt hat, damals auf dem Kreuzberg? Und warum sagt sie das erst jetzt? Die Fragen schwirren in meinem Kopf herum.

»Willst du was trinken, Petra?«, frage ich stattdessen.

»Nee, lass ma, ich will 'n klaren Kopf behalten.«

»Ich meine doch Saft oder Sprudel oder Tee oder so was!«

»Hast du Kaffee?«

»Ja.« Ich fülle Wasser in die Kaffeemaschine, schütte Kaffee in den Filter und stelle die Maschine an. Meine Hände zittern.

»Halef war wirklich nett zu mir. Als mein Vater … also, nachdem er das … er das mit mir gemacht hat, da bin ich raus aus der Wohnung auf die Straße. Ich wollte weg, irgendwohin, bloß weg. Und da kam mir Halef entgegen. Er hat gleich gemerkt, dass mit mir was nicht stimmt. Als ich gesagt habe, ich bin von zu Hause abgehauen, hat er mir angeboten, ich kann bei ihm übernachten. Ich hab gar nicht lange überlegt und Ja gesagt. Er hat überhaupt nichts gefragt, hat mir Tee gekocht, hat mich so angeguckt, als ob er sagen wollte, mir kannst du's ruhig erzählen. Aber ich … ich konnte nicht. Ich habe überhaupt nichts gesagt. Er hat mir sein Bett gemacht, eine Kassette mit türkischer Musik aufgelegt, ganz ruhige Flötenmusik, und sich dann in die Küche verzogen. Da hat er auch geschlafen, glaube ich.«

Halef! Und was habe ich dir zugetraut.

»Und dann?«

»Ich hab fast gar nicht geschlafen, trotzdem hab ich nicht gemerkt, wie Halef weg ist. Er hat mir einen Zettel hingelegt, dass in der Küche Frühstück steht und dass ich wiederkommen kann. Ich hatte nur eins im Kopf. Weg, ganz weit weg. Ich wollte bloß schnell nach Hause, Geld und meinen Ausweis holen und dann an die Autobahn und weg.«

»Aber Petra, wohin denn?«

»Ich weiß auch nicht, ich wollte nur nie mehr nach Hause und nie wieder diesem Kerl begegnen. Nie wieder sollte der mich anfassen. Ich wollte niemanden mehr sehen, den ich kenne. Ich hatte das Gefühl, jeder Mensch muss mir ansehen, was mit mir los ist.«

»Aber du hättest doch zu mir kommen können?«

»Ach«, sagt sie nur.

Der Kaffee ist fertig, ich gieße Petra eine Tasse ein, hole Zucker und die Milch aus dem Kühlschrank. »Und dann hat dein Vater dich erwischt.«

Petra rührt und rührt den Kaffee um. »Ja«, sagt sie endlich, »er hat wohl gemerkt, dass ich nachts weg war. Meine Mutter war einkaufen, Andrea in der Schule. Erst habe ich mir die Geschichte mit Michaela und den Matheaufgaben ausgedacht. Aber dann hat er sofort rumgebrüllt und auf mich eingeprügelt, mit dem Gürtel, hat alles aus mir rausgeprügelt. Als ich gesagt habe, ich war bei Halef, da ist er völlig ausgerastet. Und was hat der Türke mit dir gemacht, du Luder? War er besser als ich und so. Ich hab zwar versucht zu sagen, dass der gar nichts gemacht hat, aber das wollte er nicht glauben.«

»Der denkt wohl, alle sind wie er.«

»Ich weiß nicht, was der denkt. Ist mir auch egal. Ich hab mich in mein Zimmer verkrochen, ich war wie tot. Plötzlich war mir einfach alles egal.« Hastig trinkt sie zwei, drei Schlucke Kaffee. »Ich weiß nicht, ob du dir das vorstellen kannst, aber mein ganzer Mut war weg, ich kam mir vor wie eine Aufziehpuppe. Am nächsten Morgen bin ich brav in die Schule gegangen. Was dann war, weißt du ja.«

»Aber warum hast du gesagt, es war Halef, als der Röttges da war? Das verstehe ich nicht.«

»Du hättest mal sehen sollen, wie mein Vater mich angeguckt hat! Ich hätte nie sagen können, dass er mich so geschlagen hat. Und dass ich bei Halef war, hatte er ja schon rausgekriegt. Und natürlich hat der geglaubt, Halef hat mit mir geschlafen. Was anderes kann sich der doch gar nicht vorstellen! Und das mit der Vergewaltigung … Das war noch so nah, was da gelaufen ist, ich war richtig irre im Kopf. Und dann hab ich das gesagt, ich konnte einfach nicht anders. Nachher hat mein Vater gemeint, wenn ich bei der Geschichte bleibe, dann lässt er mich in Ruhe, wenn es das ist, was ich will. Aber er kann auch anders. Und mit dem Türken ist auch Schluss! Künftig wird er noch besser auf mich aufpassen. Und in Ruhe gelassen hat er mich seitdem.«

»Und? Was willst du jetzt machen? Wenn der rauskriegt, dass du hier bist? Hast du denn jetzt keine Angst mehr?«

»Doch«, sagt sie leise, »und wie!«

»Und warum …«

Ich habe meine Frage noch gar nicht ausgesprochen, da platzt es aus Petra heraus: »Wegen Andrea.«

»Aber was hat denn Andrea …«

»Weil er jetzt mit ihr auch anfängt!«, schreit Petra plötzlich. Und dann fängt sie an zu schluchzen. Ich hatte das Gefühl, als würde alles auf einmal aus ihr herausbrechen.

Ich sitze hilflos daneben, kann das gar nicht fassen, fühle mich völlig überfordert. Ich stehe auf, hole ein

Päckchen Taschentücher vom Küchenschrank, gieße Kaffee nach, stelle die Kanne wieder ab.

»Petra«, sage ich und lege meine Hände auf ihre Schultern. »Petra, hör auf zu weinen, das wird schon wieder gut!«

Petra legt den Kopf zurück und schmiegt sich an mich. Mit geschlossenen Augen sagt sie: »Das wird nicht wieder gut. Nie wieder.« Dann greift sie nach den Taschentüchern, wischt sich die Tränen aus den Augen und putzt sich die Nase. Ich setze mich wieder neben sie. »Trotzdem – jetzt ist alles egal, Andrea darf er nicht kriegen, die nicht.«

»Was hat er denn gemacht? Ich meine, wieso ...?«

»Heute Abend musste ich in der Kneipe helfen. Meine Mutter stand hinterm Tresen und ich sollte ein Fass Bier anstechen. Aber irgendwas hat geklemmt, jedenfalls hab ich's nicht geschafft. Und die Gäste wurden schon ungeduldig. ›Hol doch endlich Papa!‹, hat meine Mutter gesagt, ›der muss doch längst fertig sein mit Duschen.‹ Ich gehe also rüber in die Wohnung. Die Badezimmertür steht offen, aber er ist nicht im Schlafzimmer und auch nicht im Wohnzimmer. Ganz am Ende des Flurs ist die kleine Kammer von Andrea. ›Papa, was machst du denn?‹, höre ich sie plötzlich sagen. Ich gucke vorsichtig durch die Tür, da sitzt er an ihrem Bett, und seine Hand ... Nicht Andrea, schreit es in meinem Kopf. Nicht auch noch Andrea! Automatisch gehe ich ein paar Schritte zurück, dann rufe ich laut: ›Papa, du sollst nach vorne kommen, wir kriegen das Fass nicht angestochen!‹ – ›Ja‹, ruft er, ›ich komme, ich wollte bloß der Kleinen Gute Nacht sagen.‹ Sobald er aus der Wohnung war, bin ich hergelaufen. Jetzt ist mir alles egal. Andrea darf er nichts tun.«

Was für ein widerliches Schwein.

»So hat er mit mir auch angefangen … Aber ich … du kannst dir das nicht vorstellen.«

Will ich auch nicht. Nicht eine Minute.

»Wie hast du das bloß die ganze Zeit ausgehalten? Ich meine, du warst doch immer mit deinem Vater zusammen?«, frage ich.

»Angst hab ich gehabt. Angst, dass er wiederkommt, Angst, dass ich ihn irgendwie herausfordere, dass alles rauskommt. Ich hab die Tage gezählt, bis ich achtzehn bin und ausziehen kann. Und … und ich hab mir immer vorgestellt, dass er plötzlich stirbt. Immer wieder auf eine andere Art. Jede Einzelheit hab ich mir ausgemalt. Wie er hinterm Tresen steht und einen tödlichen Herzanfall kriegt. Oder vor der Kneipe, wie plötzlich ein Auto auf ihn zurast. Oder wie ihm bei der Bierlieferung ein Fass auf den Schädel knallt. Und die Beerdigung. Alle sind traurig, nur ich nicht, nur ich allein weiß, wer er wirklich war. Aber jetzt, jetzt muss ich es sagen. Bloß wie?«

»Petra, soll ich Ruth anrufen? Oder den Anwalt von Halef? Oder was sollen wir machen?«

»Ach, Rebecca! Und wo soll ich hin? Wenn ich das

morgen vor Gericht sage, dann kann ich nicht wieder nach Hause. Der schlägt mich doch tot!«

»Vielleicht wird er gleich eingesperrt.«

»Glaubst du?« Sie guckt mich zweifelnd an.

»Petra, ich rufe Ruth an, ja? Die ist bei Erhard. Die weiß bestimmt, was wir machen müssen.«

Petra nickt bloß.

Es dauert, bis bei Erhard jemand ans Telefon geht. Dann ist er selber dran. Ohne weitere Erklärungen sage ich, dass ich Ruth sprechen muss.

»Sag mal, weißt du, wie spät es ist? Die liegt schon im Bett.«

»Egal. Es ist wichtig.«

»Na, wenn du das sagst!«

Ruth will sofort kommen. In einer halben Stunde wird sie da sein.

Während wir auf Ruth warten, kommt Fabian nach Hause. Er sieht uns beide in der Küche sitzen, geht wortlos in sein Zimmer und macht die Tür hinter sich zu.

Petra hockt unbeweglich am Tisch und starrt die Wand an. Ich hab das Gefühl, dass ihr jetzt erst langsam zu Bewusstsein kommt, was sie gerade angerichtet hat, dass es für sie keinen Weg mehr zurück gibt. Aber hätte das nicht schon viel früher herauskommen können, ja müssen? Warum habe ich nie etwas gemerkt? Warum hat sie mir nie etwas gesagt? Und Petras Mutter? Ist die blind? Warum hat Petra ihr nichts sagen können?

Erhard ist auch mitgekommen. Aber er zieht sich sofort in Ruths Zimmer zurück.

Petra will nicht noch einmal die ganze Geschichte erzählen, »Rebecca, sag du's ihr«, bittet sie mich.

»Wenn du Andrea helfen willst«, sagt Ruth schließlich zu ihr, »wirst du deinen Vater anzeigen müssen – glaube ich jedenfalls. Oder meinst du, er verlässt freiwillig die Familie?«

»Und die Kneipe? Davon lebt der doch. Da geht er nicht weg.«

»Tja, dann müssten wenigstens du und Andrea aus dem Haus.«

»Aber wohin? Meinen Sie, der lässt uns einfach gehen?«

»Was ist mit deiner Tante in Bremen?«

»Ach, die, die hat nur eine winzige Wohnung. Nee, das geht nicht.«

»Heute Nacht kannst du jedenfalls erst mal hier bleiben.«

»Und morgen, der Prozess?«, fragt Petra leise. »Da kommt mein Vater doch auch, der ist als Zeuge geladen.«

»Ich rufe gleich morgen früh um sieben den Anwalt von Halef an. Der wird wissen, was zu tun ist. Quatsch, ich rufe ihn sofort an. Ich hab doch seine Nummer von zu Hause«, murmelt sie vor sich hin und holt ihr Telefonbuch aus dem Flur. »Ja, hier. Hoffentlich ist er da.« Sie stellt das Telefon auf den Küchentisch.

Ich lasse die beiden alleine in der Küche und gehe rüber zu Fabian. Der liegt schon im Bett und hört Bob Marley.

»Fabian«, sage ich und stelle mich ans Fenster. Mit dem Rücken zu ihm.

»Ja, was ist?«

»Fabian, du hast Recht gehabt. Halef hat Petra nichts getan.«

»Ach«, sagt er nur. »Und wie kommst du plötzlich darauf?«

»Petra ist von ihrem Vater vergewaltigt worden. Nicht von Halef.«

»Wirklich wahr?« Fabian springt aus dem Bett und packt mich an den Schultern. »Und – wird sie das morgen auch vor Gericht sagen?«

»Ich glaube schon. Ruth ruft gerade den Anwalt an.«

»Ich kann's nicht fassen!« Fabian wirbelt mich herum und sagt fröhlich: »Dann kommt Halef morgen raus!«

»Du, Fabian – es tut mir Leid.«

»Weißt du«, sagt er, »manchmal hab ich auch gedacht, Scheiße, vielleicht war er's doch und will's bloß nicht zugeben. Was du mir von Petra erzählt hast …«

»Na ja, deswegen war ich ja auch so sicher, dass er's war. Wer kann denn ahnen, dass ihr Vater, ihr eigener Vater …«

»Echt! So ein Scheißkerl! Aber warum hat sie das denn erst jetzt gesagt, ich meine …«

Also erzähle ich auch Fabian, was ich von Petra weiß. Er wird ganz blass.

»Echt! Ich kapier das nicht. Wie kann ein Mann so was machen? Was hat der davon?«

Das müsstest du doch eher wissen als ich, liegt mir auf der Zunge. Aber das ist gemein. Und ich weiß das auch.

»Bloß – warum hat Petra Halef beschuldigt? Das gibt doch keinen Sinn?«, überlegt Fabian.

»Als der Röttges zu Petra ging, war doch auch ihr Vater dabei. Da konnte sie einfach nicht sagen, dass der sie geschlagen hat. Sie hat's auf Halef geschoben, weil ihr Alter ja wusste, dass sie bei Halef war. Als sie morgens nach Hause kam, hatte er sie abgefangen und das aus ihr rausgeprügelt. Und das mit der Vergewaltigung und Halef ergab sich dann so, sagt sie. – So richtig verstanden habe ich das auch nicht. Jedenfalls meint Petra, ihr Vater denkt, dass Halef mit ihr dasselbe gemacht hat wie er …«

»Vielleicht ist der Wollank eifersüchtig! Auf seine eigene Tochter! Mann, ist das kaputt!«, unterbricht mich Fabian.

»Jedenfalls hat er versprochen, er lässt Petra in Ruhe, wenn sie dabei bleibt, dass Halef sie geschlagen und vergewaltigt hat. Was sollte sie denn machen?«

Fabian lässt sich auf sein Bett fallen. »So ein Schwein! So ein dreckiges, widerliches Schwein! Der denkt wohl, er bestimmt, von wem sich seine Tochter anfassen lassen darf.«

Der Anwalt hat folgenden Vorschlag gemacht: Der Prozess ist erst um elf Uhr fünfzehn. Deshalb kann er vorher zum Jugendamt gehen und den bürokratischen Ablauf in die Wege leiten, damit Petra offiziell erst mal bei uns bleiben darf. Damit ist sie zwar noch weiter in der Nähe ihres Vaters, aber zu uns wird er sich wohl nicht wagen. Und dann wird man weitersehen. Ruth soll inzwischen zu Petras Mutter gehen – der Vater muss ja zum Gericht und wird nicht da sein. Ruth will ihr möglichst behutsam Petras Geschichte beibringen und hofft, dass sie die Mutter dazu bewegen kann, mit Andrea vorübergehend auszuziehen. Petra glaubt, dass sie das tun wird, vor allem, um Andrea rauszuhalten. Noch weiß die ja nichts und sie braucht es vielleicht nicht unbedingt sofort zu erfahren. Dann muss man abwarten, wie das Gericht auf Petras Aussage reagiert. Und was der Vater sagt.

Petra schläft bei mir im Bett. Wir rutschen dicht zusammen, geredet haben wir genug. Dass Petra Angst hat vor morgen, spüre ich an ihrem ganzen Körper.

16

Elf Uhr fünfzehn. Prozessbeginn. Fabian und ich sitzen auf dem Korridor des Gerichtsgebäudes. Halefs Bruder Ercan ist auch da, und die Mutter. Fabian hat ihnen kurz berichtet, was inzwischen passiert ist. Jetzt können wir bloß warten und hoffen, dass alles glatt geht. Ercan macht sich Sorgen, ob Petra auch durchhält. Halefs Mutter redet ununterbrochen auf Türkisch auf ihn ein, mit den Händen knetet sie ein weißes Taschentuch. Der Flur ist endlos lang mit hölzernen Bänken auf der Fensterseite, Aschenbechern an den Wänden. Überall sitzen Leute oder gehen nervös auf und ab. Auf der anderen Seite jede Menge Türen. Dahinter wird verhandelt. Auch über Halef. Wir haben ihn nicht zu Gesicht bekommen, denn er wurde durch einen besonderen Gang direkt von der U-Haft in den Gerichtssaal geführt. Ich mag mir gar nicht ausmalen, was passiert wäre, wenn Petra bei ihrer Aussage geblieben wäre. Was kann so ein Richter schon machen, wenn es zwei gegensätzliche Aussagen gibt? Möglicherweise hätte er Halef verurteilt. Die Striemen auf Petras Rücken hätten eindeutig gegen ihn gesprochen. Und ich glaube kaum, dass der Richter angenommen hätte, Petra wäre ein Mädchen, das nur so aus Spaß mit jedem mitgeht. So einen Eindruck macht sie einfach nicht. Der Wollank hätte vor Gericht auch eine imposante Figur abgegeben, seine Empörung hätte ihm jeder abgenommen. Da hätte Halef keine Chance gehabt. Hatte er bei mir ja auch nicht. Ich habe mich deswegen ein bisschen geschämt, aber dann habe ich mir überlegt, dass ich Petra einfach mehr glauben musste als ihm – obwohl ich ein bisschen in ihn verknallt war. War? Jedenfalls brauche ich kein schlechtes Gewissen zu haben. Aber ein bisschen mulmig ist mir schon.

Dahinten kommt der Wollank. Er ist ja als Zeuge aufgerufen. Der Anwalt hat mit dem Richter vereinbart, dass Petra in einem Nebenraum warten kann, damit der Vater sie nicht sieht.

Wollank ist nervös. »Wo ist Petra?«, fragt er mich schon von weitem.

Ich nehme all meinen Mut zusammen. »Ich weiß nicht. Sie muss doch hier gleich aussagen, oder?«

»Ja, eben.«

Er wirft einen abschätzigen Blick auf Ercan und dessen Mutter und setzt sich auf die nächste Bank.

Es dauert. Meine Güte, das geht ja schon ewig! Ich stelle mich an die Tür, aber es dringt kein Laut hindurch. Ich setze mich enttäuscht wieder hin. Fabian legt kurz seinen Arm um mich und zieht mich an sich. »Wird schon werden«, flüstert er mir zu.

Endlich geht die Tür vom Gerichtssaal auf. Fabian

springt auf und schaut hinein, macht schnell ein V-Zeichen mit den Fingern, dann schiebt ihn der Gerichtsdiener beiseite: »Det is nich öffentlich, junger Mann.« Und dann: »Zeuge Rainer Wollank, bitte.«

Kaum ist der Wollank drin, kommt Halefs Anwalt raus. In schwarzer Robe. »Alles klar«, sagt er zu Halefs Mutter und Bruder, und dann zu mir: »Petra kommt gleich da aus der Nebentür. Dann gehst du sofort mit ihr nach Hause.« Und schon verschwindet der Anwalt wieder im Gerichtssaal.

Da ist Petra, eine Beamtin bringt sie heraus. Petra guckt sich ängstlich um. Als sie mich sieht, läuft sie auf mich los. »Mensch, Rebecca!«, sagt sie erleichtert. »Bloß weg hier.«

Erst als wir in der U-Bahn sitzen, erzählt sie kurz, wie es war. Die Richterin war sehr freundlich, über das mit ihrem Vater brauchte sie nicht viel zu sagen. Auch der Staatsanwalt hat nur noch einmal nachgefragt, ob sie jetzt bei der Aussage bleiben wolle, dass Halef ihr nichts getan habe, weder geschlagen noch vergewaltigt.

»Du kannst dir gar nicht vorstellen, wie Halef mich angeguckt hat. Dem seine Augen brannten richtig. Und dann sackte er regelrecht in sich zusammen. Bevor ich raus bin, habe ich noch mal zu ihm rübergeguckt. Mir war vielleicht flau! Und dann hat er gesagt: ›Danke, Petra.‹ Gott, was für eine Scheiße!« Petra schlägt die Hände vors Gesicht, und ich habe Angst, sie fängt an zu weinen. Aber nach einem Moment hat sie sich gefangen, setzt eine entschlossene Miene auf, als ob sie sich wappnen wolle für das, was jetzt kommt.

Halef ist frei. »Du hättest mal das Gesicht von seiner Mutter sehen sollen!«, erzählt Fabian, als er nach Hause kommt. »Die hat vielleicht gestrahlt.«

»Und Halef?«, frage ich.

»Ich glaube, der hat noch gar nicht richtig kapiert, was los ist. Ganz still war der.«

Ich habe ein bisschen Schiss, ihm zu begegnen.

Petras Mutter war hier. Sie hat lange mit Petra geredet, alleine. Sie ist einverstanden, dass Petra erst mal bei uns wohnen bleibt.

Andrea wird noch heute Nachmittag zu einer Cousine nach Bayern fahren, da sollte sie sowieso hin in den Ferien.

»Ich bleibe bei meinem Mann«, hat Frau Wollank noch an der Tür leise zu Ruth gesagt. »Er wird mich brauchen.«

Ruth hat nur den Kopf geschüttelt. »Hoffentlich geht das gut!«

»Ich will den Kerl jedenfalls nie wieder sehen«, hat Petra zu mir gesagt. »Nie, nie wieder.«

Ich wache auf, bevor der Wecker klingelt. Petra schläft noch auf der Matratze, die wir in meinem Zimmer auf den Boden gelegt haben. Das Haar, das sie sich sonst immer so sorgfältig zurückkämmt, hängt ihr ins Gesicht, die Arme hat sie über der Brust gekreuzt, die Beine angezogen. Sie atmet tief und regelmäßig.

Vielleicht hat sie heute Nacht zum ersten Mal ruhig geschlafen. Oder auch nicht, denn noch hat sie die Aussage gegen ihren Vater vor sich. Und der wird bestimmt alles abstreiten, jedenfalls hat er das bereits vor Gericht getan. Das hat der Anwalt Altenheimer gesagt, als er gestern hier war, um mit Petra zu besprechen, wie's jetzt weitergeht.

Ich muss immer daran denken, was der Wollank alles mit Petra angestellt hat und wie lange das wohl schon so läuft. Und ich habe nichts gemerkt. Das will mir einfach nicht aus dem Kopf. Dass sie nicht mehr Vertrauen zu mir haben konnte! Vielleicht hat Wollank sie so sehr unter Druck gesetzt – oder ich war nur zu blöde, zu sehr mit mir selber beschäftigt.

Ich steige aus dem Bett, stoße das Fenster weiter auf und lehne mich hinaus. Morgens fällt das Sonnenlicht schräg in die Straße, alles sieht noch ganz frisch aus. Die Bäume stehen längst voll im Laub, die Blätter glänzen. Leise sammle ich meine Sachen zusammen und schleiche mich aus dem Zimmer. Petra kann ausschlafen, sie braucht heute nicht in die Schule.

Auf dem Weg zur U-Bahn kaufe ich mir eine der Zeitungen mit den großen Buchstaben für die Kurzsichtigen. Irgendwo auf den mittleren Seiten finde ich eine kurze Notiz, dass gestern der achtzehnjährige Halef Ö. von dem Vorwurf der Vergewaltigung freigesprochen wurde. Er bekommt Entschädigung für die zu Unrecht erlittene Untersuchungshaft. Mehr nicht. Und was haben die sich bei seiner Verhaftung die Finger wund geschrieben! Ein Glück, dass nichts von Petra und ihrem Vater drinsteht.

Auch in der Schule weiß davon offensichtlich niemand was. Halef ist wieder da und das geht rum wie ein Lauffeuer. Ich sehe, wie Fabian und er mit Röttges sprechen und dann alle drei im Zimmer des Schulleiters verschwinden. Immerhin hat Halef fast zwei Monate lang die Schule versäumt. Hoffentlich versetzen sie ihn trotzdem ins 1. Semester der Oberstufe.

Halef sieht nicht gut aus, in dem blassen Gesicht wirken seine schwarzen Augen noch größer als sonst. Was er wohl jetzt von mir hält? Schließlich habe ich ihm nie geschrieben, nie einen Gruß ausrichten lassen. Er muss ja denken, ich habe Petra geglaubt. Hab ich ja auch. Da niemand genau weiß, warum Halef so plötzlich freigesprochen wurde, und ich keinen Grund sehe, Petras Geschichte breitzutreten – auch Halef schweigt offenbar –, schwirren allerhand Gerüchte herum. Auf dem Weg zum Deutschkurs kommen mir Andreas und noch ein paar Typen entgegen.

»Na«, tönt Andreas, »da hamse den Türken ja wieder rausgelassen. Warum eigentlich, Rebecca?« Er bleibt dicht vor mir stehen.

»Ach, lass mich in Ruhe«, sage ich und will an ihm vorbei.

»Ich weiß, warum«, sagt er, grinst breit und stellt sich mir in den Weg.

»Du hast wohl 'n Knall, lass mich durch!«

»Deine Freundin is 'n Türkenliebchen! Gevögelt hatse mit dem Türken, die alte Schlampe!«

Das geht zu weit, das geht entschieden zu weit, schießt es mir durch den Kopf. Ich sollte ... Und in dem Moment schlage ich auch schon zu, meine Faust fährt in sein Gesicht, er guckt mich mit weit aufgerissenen Augen an, aus seiner Nase läuft Blut. Aber noch ehe er sich auf mich stürzen kann, kommt Alex dazu, packt ihn von hinten und sagt ganz cool: »Det haste dir verdient, Mann!«

Vor meinen Augen bilden sich Schleier. Ich sehe gerade noch, wie die Faber kommt, dann drehe ich mich blitzschnell um und renne aufs nächste Klo. Tränen stürzen mir aus den Augen, ich hocke mich an der Wand auf den Boden und lege den Kopf auf die Knie. Und heule und heule und kann mich gar nicht mehr beruhigen.

Die Klotür geht auf.

»Hier bist du!«, sagt Fatma.

»Eh, mach dir doch keinen Kopp wegen dem blöden Andreas.« Das ist Biggi.

Fatma setzt sich neben mich und nimmt mich in den Arm, schaukelt mich sanft hin und her. Doch das

Schluchzen hört nicht auf, es bricht immer wieder aus mir heraus, ob ich will oder nicht.

»Die Nase von Andreas ist dick wie 'ne Kartoffel!«, meint Biggi. »Du bist ja schwer in Form. Was hat der eigentlich gemacht, dass du so auf den los bist?«

Fatma gibt mir ein Taschentuch, damit putze ich mir die Nase. Langsam werde ich etwas ruhiger. Der Schleier vor meinen Augen verschwindet.

»Türkenliebchen hat das Schwein gesagt!«, stoße ich heraus.

»Zu dir?«, fragt Fatma.

»Nein, zu Petra. Weil Halef doch freigesprochen wurde.«

»Ach, Mann, du kennst doch dem Andreas seine Sprüche, die kann man doch nicht ernst nehmen. Aber deine Antwort war Spitze!«, sagt Biggi und lächelt mir aufmunternd zu.

»Aber was war denn nun wirklich?«, fragt Fatma. »Du weißt es doch, oder?«

Ich wische mir die letzten Tränen aus dem Gesicht und erzähle Fatma und Biggi, was ich von Petra weiß. Ich muss es einfach loswerden. Ich beschwöre die beiden, ja niemandem davon zu erzählen.

»Hilfe, wenn ich mir das vorstelle! Mein eigener Vater! Arme Petra!«, meint Fatma. Dann fügt sie nachdenklich hinzu: »Aber dass Halef deswegen in 'n Knast musste! Und natürlich haben die meisten geglaubt, dass er's war.«

Wir schenken uns den Deutschunterricht, setzen uns in eine ruhige Ecke auf dem Hof und Biggi zündet sich erst einmal eine Zigarette an.

Nach kurzer Zeit taucht Kathi auf. Die Faber hat sie losgeschickt, wir sollten zum Unterricht kommen, wenn wir uns beruhigt hätten. Sie würde ungern auf unsere Beiträge verzichten – jedenfalls auf die verbalen, habe sie grinsend hinzugefügt.

Nach der Deutschstunde beschließe ich, den Schultag zu beenden. Als ich unsere Wohnungstür aufschließe und in den Flur trete, denke ich, ich habe mich in der Tür geirrt. Alle Schuhe stehen ordentlich im Regal, der Boden blitzt und glänzt.

»Geh nicht in die Küche, der Boden ist noch nass!«, ruft Petra aus dem Bad, wo sie gerade das Wischwasser ins Klo gießt, den Lappen auswringt, ihn über den leeren Eimer legt und den Schrubber an den Haken hängt.

»Meine Güte, was ist denn in dich gefahren?«, frage ich verblüfft. »Hast du 'n Putzwahn, oder was? Oder isses dir bei uns zu dreckig?«

»Nein«, sagt Petra verlegen, »aber irgendwas musste ich doch tun, den ganzen Tag alleine in der Wohnung. Wie war die Schule? Hat … ich meine, wissen die, was war?«

»Nein, die wissen nichts. Nur dass Halef frei ist.« Die Geschichte mit Andreas erwähne ich nicht. Später vielleicht.

Ich gehe in mein Zimmer, schmeiße die Schultasche

in die Ecke und lege mich aufs Bett. Von mir aus könnten die Ferien auf der Stelle anfangen.

»Petra?«, sage ich. »Kann ich dich mal was fragen?«

Petra hockt sich auf die Matratze am Boden und schiebt sich die Haare aus der Stirn. »Was?«

»Wie war das mit deinem Vater? Also, ich meine, war das schon lange? Was ich einfach nicht verstehe, ist, warum du nie ...« Das klingt vielleicht blöd, als wollte ich ihr einen Vorwurf machen. »Ich begreife das einfach nicht.«

»Irgendwann hat das zu meinem Leben dazugehört. Aber ... als er dann richtig, also, du weißt schon, an dem Abend, als ich zu Halef bin, das war zu viel. So was hatte er ja noch nie gemacht. Wenn das so weitergegangen wäre, ich weiß nicht, was ich dann gemacht hätte.«

»Und deine Mutter? Konntest du der das nicht sagen?«

»Rebecca, du kannst dir das nicht vorstellen. Das ging so nach und nach, jahrelang, und dann hatte er mich irgendwie im Griff. Als er mich zum ersten Mal so ... so angefasst hat, da hat er ganz freundlich auf mich eingeredet. Meine Kleine, sei doch mal lieb zu deinem Papa. So ungefähr. Da war ich elf, ich weiß es noch ganz genau. Tante Hertha war schon weg, Andrea schlief und meine Mutter war vorne in der Kneipe. Er hat immer was von einem Geheimnis zwischen uns beiden geflüstert, das ginge nur uns zwei was an. Mir war das so unheimlich, weil er ganz anders war als sonst. Ich hab mich überhaupt nicht gerührt. Erst hat er mich bloß angefasst, zwischen den Beinen, und meinte immer, das muss sich doch schön anfühlen, meine Kleine, dabei hat er ganz komisch gestöhnt. Ich hab innerlich total gezittert und gehofft, dass er gleich wieder geht. Es hat auch nichts genützt, wenn ich mich später dann schlafend gestellt habe, er ist trotzdem gekommen. Nicht jeden Abend, nur ab und zu. Aber ich habe jeden Abend Angst gehabt. Und dann hat er mich gezwungen …« Sie stockt. »Ich kann das nicht erzählen … Dann hat er gedroht, ich wäre ein verdorbenes Biest oder so was in der Art. Ich hätte ihn so weit getrieben und jetzt muss ich auch mitspielen. Und das hab ich geglaubt. Vielleicht hab ich ihn ja wirklich provoziert, ich meine nicht bewusst, aber …«

»Spinnst du?«, fahre ich auf. »Red dir doch so was nicht ein!«

»Rebecca?«

»Ja?«

»Ich will nicht mehr darüber reden.«

»Eine Frage noch.«

»Bitte nicht, Rebecca.«

Doch, das muss ich noch klären, für mich. »An dem Dienstag, als ich zum Volleyball ging und du mir auf der Straße entgegenkamst, wolltest du da zu mir?«

»Ich … ach, komm, hör auf damit.«

»Ich meine, hab ich dich stehen lassen? Vielleicht wäre das nicht passiert, wenn ich …«

»Nein«, unterbricht mich Petra. »Du hast damit

nichts zu tun. Mein Vater hat mich an dem Nachmittag so komisch angeguckt, und ich hatte das Gefühl, er kommt am Abend wieder, und zuerst habe ich auch gedacht, ich könnte zu dir und irgendwie raus aus der Sache. Aber gleich als ich dich gesehen habe, wusste ich, dass ich nichts sagen konnte. Du bist nicht schuld, Rebecca.«

Doch, denke ich, irgendwie haben dich alle im Stich gelassen. Aber ich sage nichts mehr.

Am Nachmittag muss Petra zur Kriminalpolizei, Ruth begleitet sie. Aber als Ruth ihr dann vorschlägt, danach mit ihr zu einer Beratungsstelle zu gehen, sagt Petra nur leise: »Ich will nicht mehr darüber reden. Nur, wenn ich muss.«

Aber irgendwas muss doch geschehen. Ich glaub nicht, dass Petra mit all dem alleine fertig wird. Das wird die doch im Leben nicht los. Ich bin ihr bestimmt keine große Hilfe, war ich ja auch vorher nicht. Ich finde mich ja selber nicht zurecht in dem ganzen Durcheinander. Und wo soll Petra wohnen? Von mir aus kann sie in meinem Zimmer schlafen, solange sie will, aber auf die Dauer braucht sie doch ein eigenes Zuhause – vielleicht eine Jugendwohngemeinschaft, wie Sebastian. Schön wär's, wenn Petra mit nach Italien kommen könnte. Das ist ja erst in drei Wochen. Ich möchte sie nicht drängen. Sie soll selber entscheiden, was sie will – endlich mal. Und ich habe immer gedacht, wenn der Prozess vorbei ist, dann ist alles klar. Als wäre das ein magischer

Moment, in dem alle Knoten auf einmal zerschlagen werden.

Ich laufe ruhelos in der Wohnung umher und überlege, was ich machen kann. Die Blumen sind schnell gegossen. Vielleicht sollte ich einkaufen gehen? Ich habe schon die Tasche in der Hand und fische mir einen Fünfzigmarkschein aus unserer Haushaltskasse, da geht die Wohnungstür auf. Fabian – und hinter ihm Halef.

Fabian hat zwei pralle Tüten in der Hand. »Ich war schon einkaufen«, sagt er nach einem Blick auf die Einkaufstasche in meiner Hand. Ich würde mich am liebsten verdrücken, aber die beiden stehen in der Küchentür.

Halef grinst mich leicht verlegen an: »Hallo, Rebecca, wie geht's?«

Ich nicke nur stumm.

Fabian stupst mich in die Seite. »He, willste unseren Knastbruder nicht in der Freiheit begrüßen?«

Doch, natürlich. »Schön, dass du wieder da bist«, murmle ich.

»Ist Petra da?«, fragt mich Halef. »Ich … ich wollte mich bei ihr bedanken.«

»Nein, sie ist bei der Polizei, mit Ruth. Wegen ihrem Vater. Wollt ihr Tee?«, füge ich schnell hinzu, ich muss jetzt irgendwas tun. Ich bin total nervös.

»Klar«, lacht Fabian. »Ich hab Kekse mitgebracht. Und guck mal, für später!« Er zieht eine Flasche Sekt aus einer der Tüten und legt sie gleich in den Kühlschrank. Dann packt er auch die anderen Sachen aus. »Mann, Halef, steh doch nicht so blöd rum. Hol die Tassen aus dem Schrank. Und 'nen Teller für die Kekse.«

Schließlich sitzen wir alle drei am Tisch, die dampfenden Teebecher vor der Nase.

»Eh, genauso haben wir doch hier gesessen, bevor du verhaftet wurdest, Halef, stimmt's?«, sagt Fabian.

»Mann, das ist ewig her!«, sagt Halef und wirft mir kurz einen Blick zu. »Ich kann noch gar nicht glauben, dass das alles vorbei ist.« Und dann fügt er leise hinzu: »Das Schlimmste war, dass alle geglaubt haben, ich war's – fast alle. Vor allem die Typen im Knast.«

Ich senke den Kopf. Ich hab's ja auch geglaubt, Halef. Ich muss jetzt was sagen. Aber was?

»Halef, hör auf, Trübsal zu blasen«, sagt Fabian. »Jetzt isses doch vorbei.«

»Aber woher sollte man denn wissen, dass Petras Vater ...«, sage ich. Verdammt, ich komm mir vor, als hätte ich Watte im Mund.

Wieder guckt mich Halef an. Du auch, scheint er zu fragen.

»Petra hat mir von der Vergewaltigung erzählt ...«, stottere ich. »Aber da wusste ich noch nicht, dass es ihr Vater war.«

»Dieser Dreckskerl«, sagt Halef. »Immer hab ich gegrübelt im Knast, warum Petra das gesagt hat. Ich bin bald irregeworden. Hab genau überlegt, wie das war, als ich sie auf der Straße getroffen habe und wir hoch in meine Wohnung gegangen sind. Ob ich irgendwas gemacht habe, was sie dazu gebracht hat. Aber da war doch nichts. Rein gar nichts. Dann hab ich überlegt, wer mir eine reinwürgen will und warum. Aber da fiel mir auch nichts ein. Das war immer so ein Hin und Her. Mal hatte ich einen Mordshass auf Petra, dann hab ich mich dran erinnert, wie beschissen es ihr ging, als ich sie traf an dem Abend – das war ja nicht zu übersehen. Die flatterte richtig. Ich hab immer gedacht, es muss eine Erklärung geben für diesen Wahnsinn. Aber geholfen hat mir das auch nichts.«

Halef schüttet drei Löffel Zucker in den Tee. Dann rührt er um und legt den Löffel auf den Tisch. »Im Knast bist du 'ne Nummer, du kannst nichts entscheiden, du bist einfach kein Mensch mehr. Erst war ich nur wütend, ich hab innerlich getobt und gekocht und gegrübelt. Dann ist das umgekippt, mir war alles egal. Ich war so ... wie ein stumpfes Messer. Du drückst es ins Brot und das Brot gibt bloß nach, alles weich, und du bist wie abgewetzt. Total abgeschaltet. Dieser verdammte Dreckskerl.«

»Na ja, der Alte kommt in den Knast und dann hat sich die Geschichte«, meint Fabian.

»Hoffentlich. Aber was wird mit Petra? Für sie ist das noch längst nicht vorbei. Und ob die ihr vor Gericht diesmal auch wirklich glauben? Der Wollank ist ein angesehener Mann«, sage ich.

»Und kein Türke«, sagt Halef bitter.

»Deswegen hab ich das aber nicht gedacht«, murmle ich.

»Die Richterin war eigentlich ganz okay«, sagt Halef leichthin, als ob er meine Bemerkung nicht gehört hätte. Aber seine Augen leuchten. »War schon krass, wie der Wollank aufgetreten ist. Als die Richterin ihm Petras Aussage vorgehalten hat, da hättet ihr den mal sehn sollen!

›Alle bestochen hier!‹, hat er getobt. ›Unverschämte Unterstellung! Ich will meine Tochter sehen!‹ Und so weiter. Die Richterin war ganz cool und hat nur gemeint: ›Das wird sich vor Gericht klären.‹ Und damit war der abgebügelt.«

»Der soll ewig im Knast braten!«, sage ich. »Jedenfalls lange genug, dass er Petra nichts mehr tun kann.«

»Klar«, sagt Halef. »Trotzdem, irgendwie ist Knast Scheiße. Da wird doch keiner besser.«

»Wie – soll der Alte weiter frei rumlaufen und sich an andere Mädchen ranmachen?«, fahre ich empört auf. Der spinnt wohl.

»Rebecca, wenn du das erlebt hättest«, sagt Halef leise. »Menschen hinter Mauern gehen kaputt. Glaub mir. Wenn ein Mensch was Schlimmes gemacht hat und man sperrt ihn hinterher dafür ein, wird das dann wieder gut?«

»Nee, natürlich nicht, aber …«

»Es muss was anderes geben außer Einsperren. Bloß ich weiß nicht, was. Diese Geräusche im Knast! Es hallt und kracht und klappert. Und dieses Schlüsselgerassel. Schon davon kannste durchdrehen.«

»Aber Halef, wenn Menschen gefährlich sind, wenn sie anderen was tun – so wie der Wollank –, dann müssen die doch aus dem Weg. Die müssen doch dran gehindert werden weiterzumachen – oder nicht?«

»Ja, schon, aber ... Und was ist, wenn der wieder rauskommt? Ach, ich weiß auch nicht.« Halef schüttelt den Kopf und nimmt einen Schluck Tee. »Mann, bin ich froh, dass das vorbei ist. Ihr solltet mal meine Mutter erleben«, grinst er. »Die behandelt mich wie einen König, so glücklich ist sie, dass ich wieder da bin.«

»Jetzt heb bloß nicht ab, König Halef!«, lacht Fabian.

»Du, Halef, kann ich eine Zigarette haben?«, sage ich mit einem Seitenblick auf Fabian. Dass der mir jetzt bloß keinen Vortrag übers Rauchen hält.

»Klar doch – hier.« Halef schiebt mir die Schachtel rüber und blickt mich dabei ganz ernst an, nur seine Augen funkeln ein kleines bisschen.

»Du schuldest mir noch was, Rebecca.«

Was denn jetzt noch?

»Die Fete von Stephan! Da konnten wir doch nicht hingehen, damals!«

Ach, das meint er! Ich grinse ihn an. »Mal sehen, was sonst so läuft«, sage ich so locker wie möglich. Mein Herz klopft ungehörig heftig.

Mal sehen!

Übersetzung des Liedes »Behind the Wall«
von Tracy Chapman
Deutsch von Heike Brandt

Gestern Nacht die Schreie
Laute Stimmen hinter der Wand
Wieder eine schlaflose Nacht
Hat keinen Sinn
Die Polizei zu rufen
Immer kommt sie zu spät
Wenn überhaupt

Und dann heißt es
Sie können sich nicht einmischen in
Privatangelegenheiten
Zwischen einem Mann und einer Frau
Und als sie wieder gehen
Stehen Tränen in den Augen der Frau

Gestern Nacht die Schreie
Dann Stille, ich erstarrte zu Eis
Betete, dass alles ein Traum war
Als der Krankenwagen vorfuhr
Und der Polizist sagte
»Wir müssen die Ordnung aufrechthalten
Bitte gehen Sie auseinander
Ich glaube, wir können alle etwas Schlaf
gebrauchen«

Aus: »Tracy Chapman« LP/CD © 1988 Elektra/Asylum Records

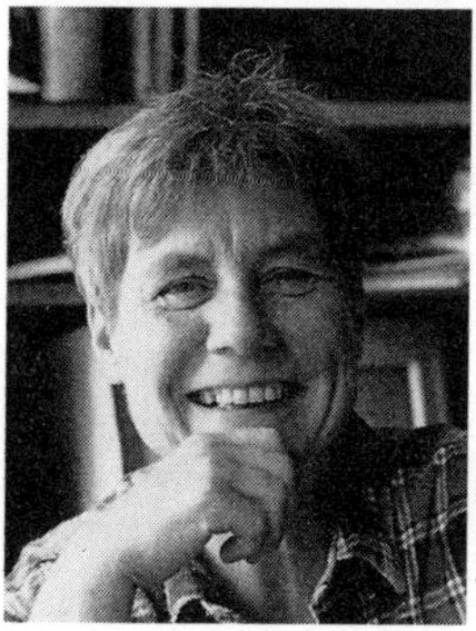

© Alexa Gelberg

Heike Brandt

Heike Brandt, geboren 1947, wuchs in Berlin auf. Sie studierte dort Pädagogik und arbeitete vier Jahre lang in einer Obdachlosensiedlung, danach in einem von ihr mitgegründeten Kinderbuchladen-Kollektiv. Seit 1986 ist sie freiberuflich als Übersetzerin und Autorin tätig. Heike Brandt lebt in Berlin-Kreuzberg. Bei Beltz & Gelberg erschienen außerdem der Kinderroman *Katzensprünge* sowie *Die Menschenrechte haben kein Geschlecht. Die Lebensgeschichte der Hedwig Dohm* und zahlreiche von ihr übersetzte Romane.